認知症 もっと知りたいこと 99

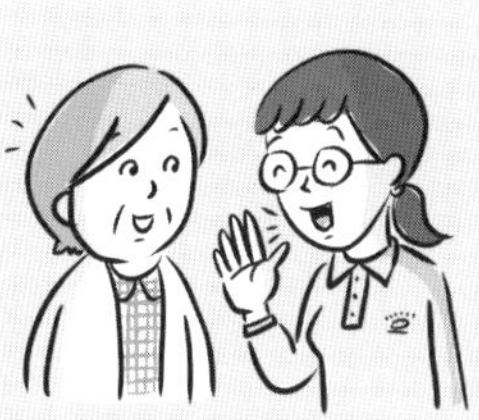

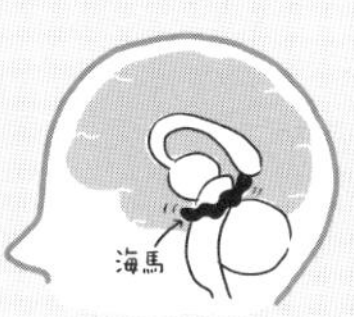

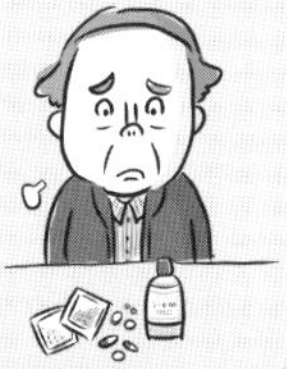

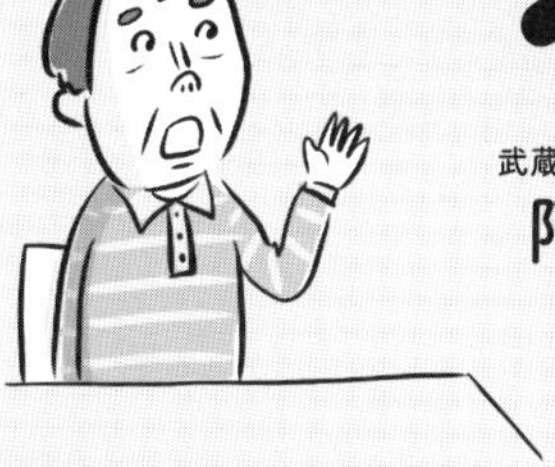

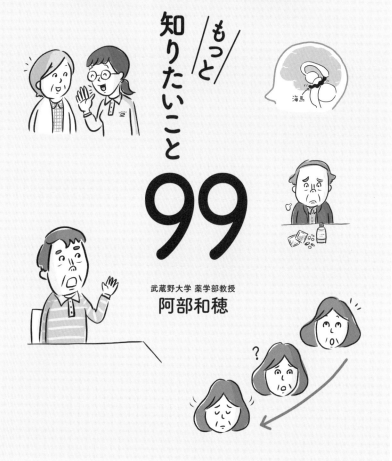

武蔵野大学 薬学部教授
阿部和穂

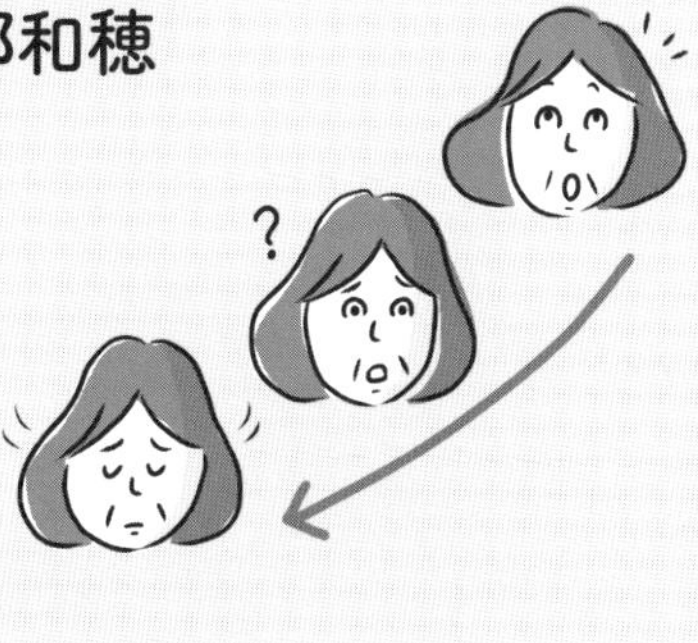

武蔵野大学出版会

はじめに

本書は、以前に発刊した「認知症 いま本当に知りたいこと１０１」の続編です。

私は、大学の薬学部教員として、さまざまな医薬品が病気に効く仕組みについて学生に教えるかたわら、専門的な研究活動として、認知症治療薬に関する研究を行ってきました。

また、武蔵野大学では、一般市民の方を対象とした生涯学習講座（「三鷹サテライト講座」）を開講しており、その一コマとして「認知症の基礎知識」という講座を不定期に開講しています。加えて、埼玉県が運営している「彩の国いきがい大学」や、所沢市の「所沢市民大学」では、毎年、脳科学や認知症に関する講座を担当させていただいています。

前著では、「武蔵野大学三鷹サテライト教室」、「所沢市民大学」、「彩の国いきがい大学伊奈学園」の受講生の方々から寄せていただいた疑問に対して私が答える形で、認知症について分かりやすくお伝えすることに努めました。

多くの方から、「読みやすい」「分かりやすい」「面白かった」など反響をいただきましたが、二つの心残りがありました。

１つ目は、出版の都合上、１０１の質問にしぼりこみましたが、実はみなさんから寄せられた疑問は、もっとたくさんあったのです。中には、私が予想しないような質問や、個人的な悩みなども含まれていました。せっかくお寄せいただいた質問が掲載できず、受講生の方には申し訳ないという気持ちでした。

２つ目は、前著を出版してからわずか1年半しかたっていませんが、その間にも状況が変わったことです。例えば、認知症治療薬の開発状況については日々動きがあり、「もうすぐ実用化の見込み」と伝えられていたものが突然、「開発中止」と伝えられたものもあります。

また、認知症患者をとりまく社会情勢や制度も、日々動いています。いつかどこかで、アップ・ツー・デートされた情報をきちんとお伝えしなければという思いもありました。

そこで、今回続編を出版する運びとなりました。


前著を読んでくださった方には繰り返しになるかもしれませんが、中には本書が初めてという方もいらっしゃると思うので、認知症に関する基本中の基本について、少しだけふれておきます。


まず、認知症とは病気の名前ではありません。症状を表す言葉です。

例えば、インフルエンザにかかったときに、「高熱が出る」「のどが痛い」などの症状が現れますが、認知症はそうした症状を指しているのと同じなのです。

具体的には、「一度獲得された脳の認知機能が、何らかの疾患によって後天的に失われていく、慢性あるいは進行性の病状で、記憶、思考、見当識、計算、言語、判断を含む多数の高次機能障害を伴う」と定義され、大きく「中核症状」と「周辺症状」に分けられます。

「中核症状」は、認知症患者に共通して認められるもので、まさに認知症だと診断する基準に含まれるものです。記憶障害、見当識障害（今の時間、いる場所などが分かること）、判断・実行機能障害、失語・失行・失認、病識欠如を含みます。

「周辺症状」は、BPSD（Behavioral and Psychological Symptoms of Dementia）とも呼ばれ、認知症と診断する上では直接関係のない、精神症状や行動の異常を指しています。

個人によって現れ方が違い、その成り立ちも複雑です。うつ状態を示す方もいれば、興奮ぎみで暴言や暴力を発する方もいます。幻覚や妄想が現れることがありますが、その内容はさまざまです。「せん妄」という軽い意識障害や、それが原因で「徘徊」を繰り返す方もいます。

これらの症状は、その個人の性格や生活環境を反映していることが多いので、対応する際には、一般的な対応は通用せず、個別に考えていかなければなりません。介護者にとっては、中核症状よりも、周辺症状に悩まされることが少なくないのです。

認知症が症状だとすると、それを生じている病気は何でしょうか？

認知症専門医は、いくつかの検査や問診を通して、原因疾患を推定します。

認知症を引き起こすと考えられる疾患は、少なくとも数十種類、多く見積もれば１００種類を超えるともいわれます。ほとんどの病気が何らかの形で認知症につながると考えてもよいでしょう。

そんな原因疾患の中で、もっともよく知られているのが「アルツハイマー病」です。原因は不明ですが、「海馬」と呼ばれる脳領域の神経細胞が死滅していく病気です。海馬は記憶をつくる働きをしているので、この領域が失われると記憶障害が起こります。アルツハイマー病が原因で起きた認知症を「アルツハイマー型認知症」と呼んでいます。現在の日本の認知症患者のうち、およそ半数の方が、このタイプだと考えられています。

次に多い原因が、「脳血管障害」です。脳の血管が破裂する「脳出血」や、脳の血管が詰まって起こる「脳梗塞」などの後遺症として認知症が現れたケースを、「脳血管性認知症」と呼んでいます。現在の日本の認知症患者のおよそ20％が、このタイプだと考えられています。

この他には、「レビー小体病」「前頭側頭葉変性症」といった脳の神経細胞が死滅する病気も知られていて、それぞれ成り立ちが違います。

認知症が現れたときに適切な対応や治療を進めるためにも、その原因を明らかにすることは大切です。今は専門医の判断のみにゆだねられていますが、より正確で詳しい診断法を確立することも重要な課題と思われます。

以上のことを踏まえた上で、「もっと知りたい」という気持ちで、本書をお読みいただければと思います。

なお、本書の特徴として、最終章に「脳雑学」という項目を加えました。

これは、私が行ってきた講座の中で、認知症とは直接関係のない脳のお話をいくつかさせていただいたのですが、それに対して多くの方が、脳に関連した素朴な疑問を投げかけてくれました。脳科学ブームの影響でしょうか、実は間違っているのに、いかにも「常識」のように流布されている脳科学関連の通説が多いことに驚かされます。

脳科学関連の通説についても、「おもしろいネタ」として話す分にはかまいませんが、それを信じて人生を誤ることがないようにしてほしいと思います。

そんな思いから、そうした通説に関する質問に、私なりの意見を述べたいと思い、最終章を設けました。

それに対していろいろなお考えをお持ちの方もいらっしゃると思いますので、忌憚《きたん》のないご意見をお寄せいただければうれしく思います。

平成30年12月　阿部和穂

『認知症　もっと知りたいこと99』【目次】

PART 1 認知症の基礎・診断

PART 2 認知症の対応

PART 3 認知症の治療法

PART 4 認知症の予防

PART 5 脳雑学

PART

1

認知症の基礎・診断

Q01

「健忘症」は「認知症」と違うのですか？

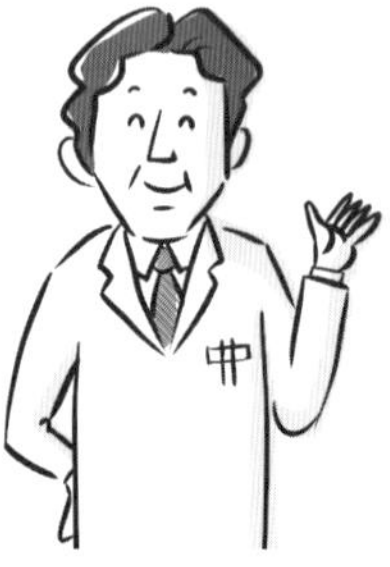

Answer 進行性の認知症とは異なり、一時的な記憶障害を「健忘症」と呼ぶことがあります。

「健忘」の意味を国語辞典で引くと、**「よく物事を忘れること。忘れっぽいこと」**と書いてあります。はっきりした定義はありませんが、誰もが日常的に経験する「もの忘れ」が頻繁に起こる、記憶障害の一種とみなすことができるでしょう。中国の伝統医学で用いる生薬をまとめた『中薬大辞典』にも、いくつかの薬が「健忘に有効」と説明されていますので、昔から多くの人が、もの忘れしやすいことを悩んでいたのでしょう。

一方、**「認知症」**は、**記憶障害だけでなく、時間・場所が分からなくなる「見当識障害」**や、**物事を計画し遂行することが難しくなる「判断実行機能障害」**、**物だけでなく人物も分からなくなる**

「失認」、会話が難しくなる「失語」、さらには自分のどこがおかしいかが分からなくなってしまう「病識欠如」なども含んでいます。したがって、「健忘」は、認知症の初期あるいは前段階で、記憶障害という一側面だけを表した言葉と捉えることもできるでしょう。

といいながら、私は個人的には、「健忘」という言葉が好きです。

健忘の「健」は、本来「よく」「甚だ」という意味で、健闘（がんばって闘う）の健と同じですが、私たちがまず思いつく「健」は、健康の健ではないでしょうか。「すこやか」と訓読みされるように、「元気がいい」という意味です。そこで、「健忘」を、あえて「すこやかに忘れる」「元気に忘れる」と読むと、どうでしょうか。

「健忘」という言葉が、「辛《つら》いことや悲しいことはきれいさっぱり忘れて、明るく暮らしていこう」というポジティブな意味に思えてきます。

忘れることは、本人にとっては、むしろ幸せなのかもしれません。

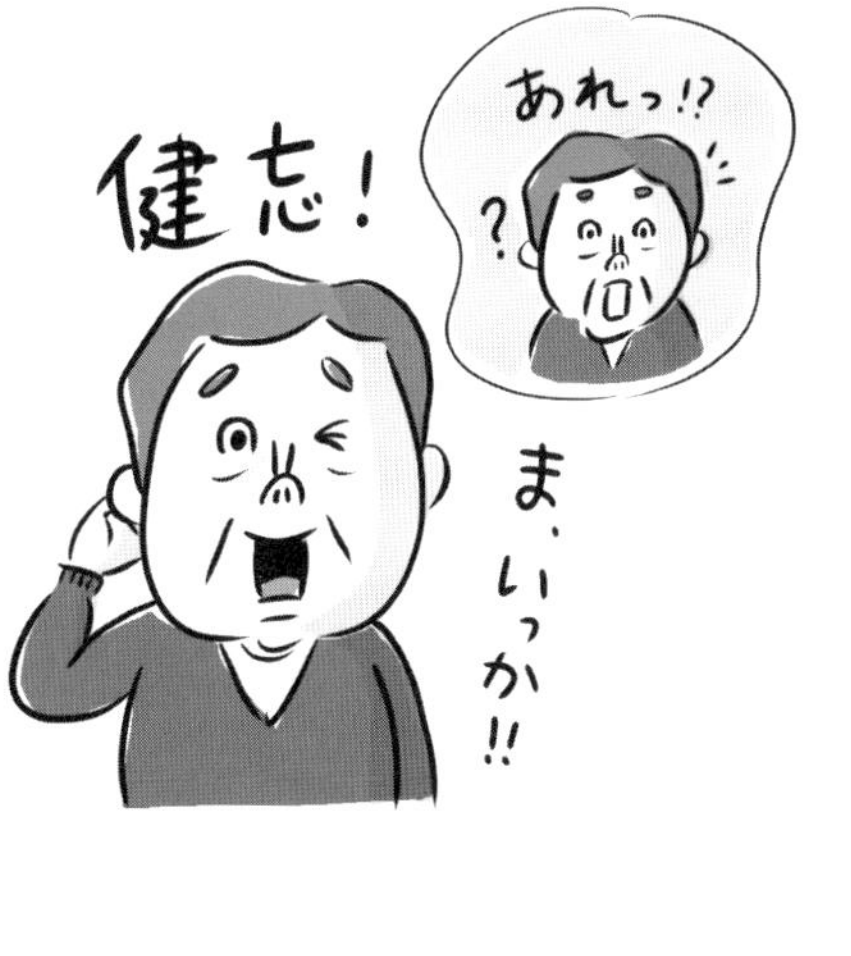

Q 02

認知症になると脳のシワが減るのですか？

Answer
認知症が重度に進行すると、脳が著しく委縮し、脳溝がなくなることがあります。

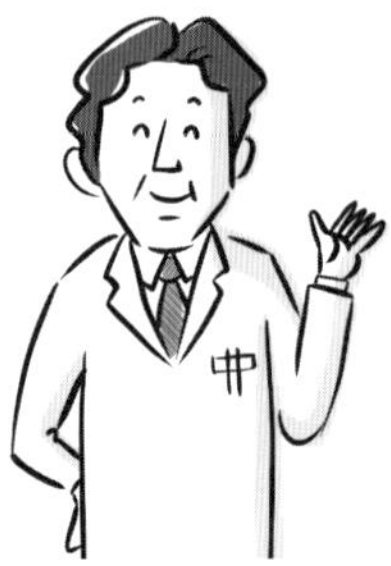

認知症の原因となる病気には、さまざまありますが、もっとも多いのは**「脳血管障害」**と**「脳神経変性疾患」**です。

脳が正常に機能するためには、いつも酸素と糖分が神経細胞に送り届けられなければなりませんが、「脳出血」や「脳梗塞」が起こり、血流が途絶えると、その場所の神経細胞がダメージを受けて死滅してしまいます。適切な治療を施して、脳出血や脳梗塞の再発を防ぐことができれば、それ以上は進行しませんが、**死滅してしまった神経細胞は蘇りません**。

脳神経変性疾患では、原因不明に脳の神経細胞が死滅していきますが、脳のどの部分からダメになっていくかによって、「アルツハイマー病」「パーキンソン病」「レビー小体病」「ピック病」などに分かれます。

例えば、**アルツハイマー病**では、記憶の中枢である「海馬」という脳部位が最初にダメになるので、発症の初期で**記憶障害**が現れます。**パーキンソン病**では、体の動きを調節する中脳の黒質という脳部位が最初にダメになるので、発症の初期で**運動障害**が現れます。

いずれにしても、神経の変性は、だんだんと他の脳の場所にも広がっていくので、脳細胞の数がどんどん減っていき、進行すると脳全体が委縮していきます。

ところで、よく「脳のシワ」といわれるのは、大脳の表面に見られる溝のことで、専門用語では**「脳溝」**といいます。妊娠1カ月くらいのお母さんのお腹の中にいる赤ちゃんの脳は、まだ小さく表面がツルツルしていますが、成長とともに脳細胞が増えてくると、脳の表面積が大きくなり、限られた頭のスペースにおさまるように、脳の「折り畳み構造」として溝ができるのです。

逆に、認知症が重度に進行し、大脳の表面にある細胞が著しく減少した場合には、脳溝がだんだん無くなっていきます。特に、アルツハイマー病では、脳の萎縮が起こりやすく、画像検査をすると、脳溝が浅く拡大した様子が認められることが多いようです。

Q03

ＩＱと認知症には関係がありますか？

Answer

直接は関係ありません。

ＩＱは、「Intelligence Quotient」の略で、**「知能指数」**ともいわれます。１００が平均で、70～１３０の間に約95％の人が収まるような分布の数字で与えられます。

ＩＱを測るために行う「知能検査」には、いろいろなタイプのものが考案されていますが、だいたい「記憶力」「計算力」「関係把握力」「言語理解力」「空間認識力」「推理力」「洞察力」といった知的能力を調べる内容になっています。

「あの人はＩＱが１５０を超えていて、天才だ！」などと称賛することがありますが、そもそも**高い数値のテスト結果が出ても、あまり意味はありません。**

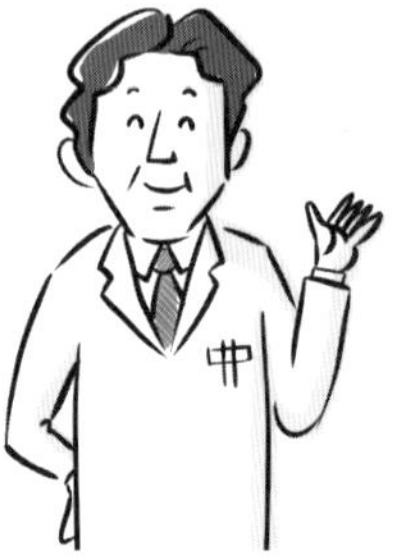

第1に、知能テストは出題パターンが決まっており、普通の人なら何度か練習を繰り返せば高得点が取れますから、もともと持ち合わせている「素」の能力を表しているとは限りません。

第2に、通常IQは、「同年齢集団内での相対的な位置」を表しており、年齢によってレベルがまったく違います。発達の早い子どもがテストで驚異的な高スコアを出したからといって、その子が大人になったときに、同じ年齢集団で突出した能力を発揮するとは限りません。就学前の子どもを対象に知能検査が行われることがあるのは、小学校に入学してスムーズに学習できそうかどうかを予め知り、発達に遅れがある子が適切な学習指導や支援を受けられるようにするためです。

さて、認知症は、大まかにいえば、「脳の認知機能が衰えた状態」を指していますが、正確には、次のような定義があります。

「獲得された知的機能が後天的な脳の器質的障害によって持続的に低下し、日常生活や社会生活が営めなくなっている状態で、それが意識障害のないときに見られる」

つまり、生まれつき知的障害がある場合や、発達途中で知的機能が止まった状態は、認知症に該当しません。また、認知症の診断に用いられる質問形式のテストは、知能テストとは異なり、現在の年月日・場所や物の名前を答えたり、言われた文章を復唱するなど、簡単な内容がほとんどであり、主に日常生活に支障がないかが確認されます。

Q04

認知症になるのは人間だけですか？

Answer

人間以外の動物も、年老いると脳が衰えます。

飼ったことのある方なら、ご存じと思いますが、イヌやネコも老化によりボケることがあります。老化することは、生き物としての宿命ですから、人間以外の動物も当然、加齢とともに、脳が衰えます。私たち人間と動物では、脳の構造や機能に多少の違いがありますから、一概には比較できませんが、認知機能が一定レベルを下回ったときに「認知症」と判定するなら、**人間以外の動物も長生きすれば認知症になる**といえるかもしれません。

ただし、認知症の原因となる病気として、もっともよく知られている**「アルツハイマー病」に限ると発病するのは人間だけ**です。進化的に人間にもっとも近いといわれるチンパンジーでも、

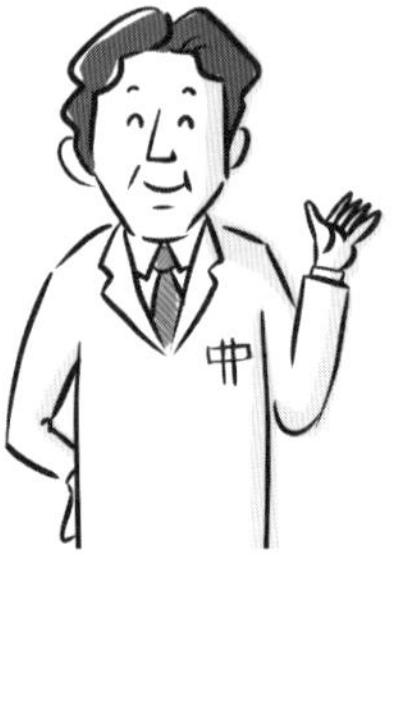

アルツハイマー病になった例は見つかっていません。

ヒトがアルツハイマー病になると、他の病気では見られない特徴的な病変が脳に出現します。一つは、老廃物が固まってシミのようになった構造物で、**「老人斑」**といいます。

もう一つは、神経細胞の内部に糸くずのような異常物質がたまった状態で、**「神経原線維変化」**といいます。老人斑の主な成分は、アミロイドβタンパク（Aβ）という物質で、Aβが脳で作られ、だんだんたまっていくと、老人斑ができ、次いで神経原線維変化が起きると考えられています。この二つの病変は、アルツハイマー病であると確定診断するために必須の病理所見ですから、認知症が現れていても、脳にこれらの病変が起きていなければ、厳密にはアルツハイマー病といえません。

実は、サルやイヌの脳では、人間と同じAβが産生され、高齢になると「老人斑」のようなものができることが知られています。しかし、なぜか、神経原線維変化は見つかっていません。

また、最近の研究で、ヒトの老人斑にくっつくことが知られているPiBという化合物が、高齢サルの脳にあるシミにはくっつかないことが明らかにされました。見かけは似ていても、厳密にはヒトの老人斑とは違うようです。

アルツハイマー病が起こるしくみは、まだ不明な点が多いのですが、動物との違いをもっと研究すれば、その謎が解明できると期待されます。

Q05

ネズミも認知症になりますか？

Answer ネズミも老化により脳が衰えますが、アルツハイマー病にはなりません。

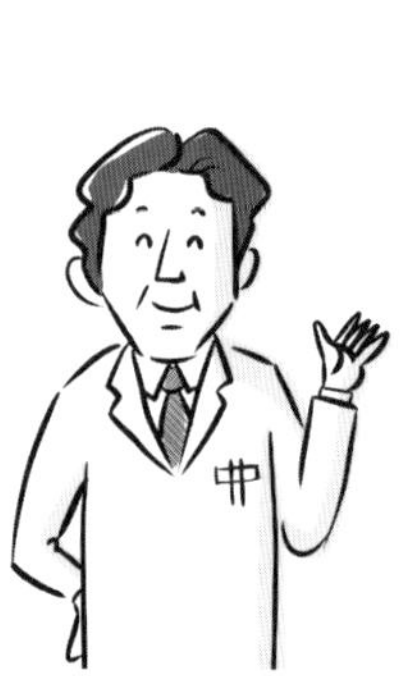

マウスやラットなどのげっ歯類の動物（ネズミ）も、当然老化しますし、加齢とともに脳が衰えます。

また、正常よりも老化が早いネズミも発見されています。

例えば、京都大学結核胸部疾患研究所病理学部門（現在の再生医化学研究所再生誘導研究分野）では、AKR/J系という系統のマウスと未知系統のマウスの交雑によって生まれた中に、異常に早く老化する個体群を偶然見つけました。これらを「老化促進マウス」(Senescence-Accelerated Mouse:SAM）と名づけ、交配を繰り返すことで、特別な系統を確立させました。その中で、

SAMP8という系統のマウスは、老化とともに著しい記憶障害を示すため、老年性認知症の研究に用いられています。

その一方で、普通のマウスやラットは、アルツハイマー病を発症しないことも分かっています。人間の場合は、アミロイドβタンパク（Ａβ）が脳にたくさんたまり、老人斑が形成されることによって、アルツハイマー病を発症しますが、ネズミの場合、Ａβは作られるのですが、その構造（アミノ酸配列）がヒトとは少し違い、凝集する性質がありません。よって、サルやイヌのように、Ａβの蓄積によって「老人斑」のようなものが形成されることもなく、いくら年をとってもアルツハイマー病になることはありません。そこである研究者は、遺伝子工学の技術を使って、マウスにヒトのＡβ関連遺伝子を組み込むという実験を行いました。その結果、ヒトのＡβがマウスの脳内で発現し、老人斑が形成され、記憶障害が起こりました。このことから、Ａβがアルツハイマー病の原因物質であることが証明されました。

また、こうして人為的に生み出されたマウスは、今では計画的に生産され、「アルツハイマー病モデル動物」として、治療薬の研究などに用いられています。

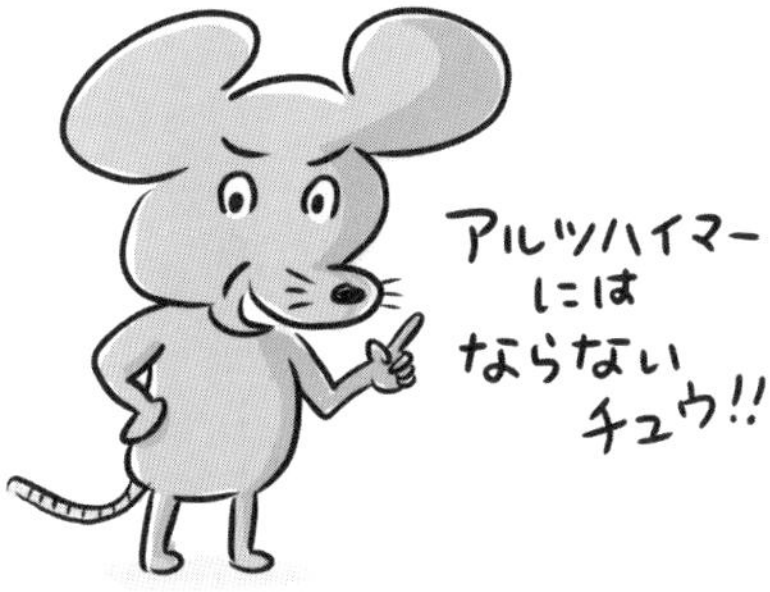

Q06

ネズミを使った研究で人間の認知症のことが分かる？

Answer

生きていくために必要な脳のしくみは、ネズミを使った研究で解明できます。

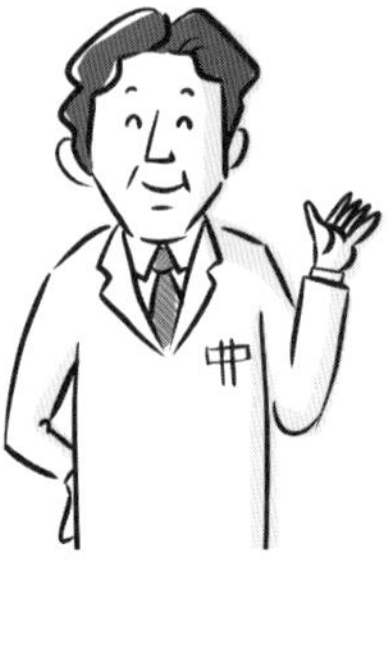

動物の脳は、進化に伴い、大きく変化しました。

私たち人間の脳の中心部にある「脳幹」という領域は、「呼吸」「食欲」「睡眠」など、とりあえず生きるために最低限必要な機能を司《つかさど》っており、進化的には非常に原始的な脳で、トカゲなどの爬虫類《はちゅうるい》と基本的に同じです。動物が進化して、ウマやイヌなどの哺乳類になると、脳幹の上部を覆う**「大脳辺縁系」**という領域が発達しました。そのおかげで、動物たちは、周囲の状況に応じて時には戦い、時には逃げて、自分の身を守りながら弱肉強食の野生界を「たくましく」生き延びてきました。さらに進化したサルやヒトなどの霊長類では、大脳辺縁系の上に「大脳新皮質」が大きく発達し、他の哺乳類にはない高度な能力を身につけることができました。

さて、認知症とは、「知的能力が失われた状態」を指しますが、人間特有の高度な知能が損なわれることよりも、多くの野生動物に共通した**基本的な脳のしくみが損なわれる**ことの方が問題です。

認知症の主な症状の一つ「記憶障害」は、記憶を司る「海馬」という部分がダメになることで生じます。この海馬は、大脳辺縁系に属し、比較的古い脳です。「記憶力が高い人＝頭のいい人」というイメージから、記憶はすごく高等な能力のように思われるかもしれませんが、それは誤解です。記憶は、野生動物が自分の身を守るために身につけた「適応力」「たくましさ」の一つです。自分が生きるために必要な水や食べ物はどうやって手に入れればよいか、自分の命を脅かす危険を避けるためにはどうすればよいかなどを、経験から学び学習していくことで、動物たちは生き延びてきたのです。

海馬は、野生の脳ですから、そのつくりや働きは、人間とネズミでほとんど同じです。認知症のうち、少なくとも**「記憶障害」については、ネズミの海馬を調べることでも十分解明でき、治療薬の開発も行えます**。

ただし、認知症の症状の中には、人間で特に発達した能力が失われて生じるものもありますので、それらについてはネズミで調べるのは難しいでしょう。

Q07

「アルツハイマー病」を発症する人としない人の違いはなんですか？

Answer

まだ十分に解明されていません。

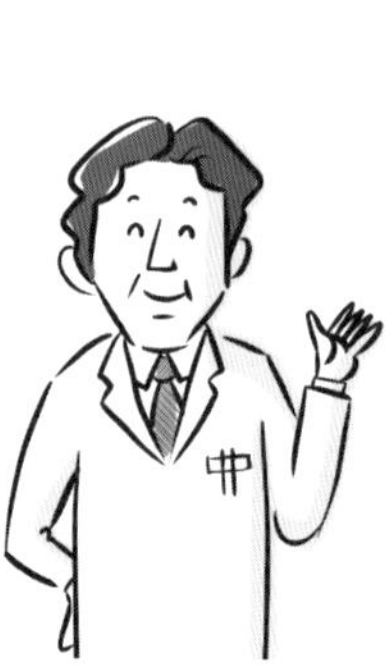

アルツハイマー病を特徴づける脳の病変は、**「老人斑」**と**「神経原線維変化」**ですので、これらの病変が起こりやすい人ほど、発病しやすいと考えられます。

老人斑の主な成分であるＡβは、40～42個のアミノ酸から成る、小さめのタンパク質ですが、その原料となる物質は、ＡＰＰ（Ａβ前駆タンパク質、Ａβ precursor protein の略）と呼ばれ、およそ７００個のアミノ酸から成る大きなタンパク質であることが分かっています。ＡＰＰに、βセクレターゼ、γセクレターゼと呼ばれる2種類の酵素が作用すると、ＡＰＰが切断されて、Ａβができるのです。

アルツハイマー病には、明らかな遺伝性が認められるタイプと、認められないタイプがあります。

明らかな遺伝子の異常が親から子へと受け継がれるタイプは、**「家族性アルツハイマー病」**と呼ばれ、**該当するのは全体の１％未満**です。具体的には、ＡＰＰ遺伝子に異常があるために、正常な人よりもたくさんのＡβが作られやすいケースや、γセクレターゼの異常により、Ａβが脳にたまりやすくなっているケースなどが報告されています。

残り99％以上の、明らかな遺伝性が認められないタイプは、**「孤発性アルツハイマー病」**と呼ばれます。こちらのタイプでは、Ａβの産生はそれほど増えておらず、Ａβの分解に問題があるようです。ネプリライシンという酵素は、脳内でＡβを分解する役割を果たしていますが、加齢とともにその働きが減ってしまうと、Ａβが分解されずにどんどんたまってしまうのです。

ちゃんと掃除しないと、家が「ゴミ屋敷」になってしまうようなものです。

しかし、「老人斑のできやすさ」だけでは、発病の有無を説明できないこともあります。認知症にならずに亡くなった方の脳を調べてみると、たくさんの老人斑があったという例もあるからです。

老人斑や神経原線維変化だけでなく、他の要因も考慮しながら、認知症になりにくい人の「秘密」を明らかにできれば、きっと治療法や予防法を確立できるに違いありません。

今後の研究の進展に期待しましょう。

Q08

「アルツハイマー病」ではなぜ海馬が委縮しやすくなる？

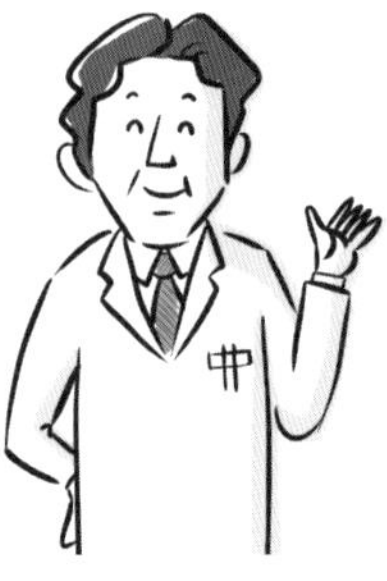

Answer

アミロイドβタンパクがたまりやすいためと考えられています。

アルツハイマー病は、脳神経変性疾患の1種で、脳の中で記憶を司る**「海馬」**と呼ばれる脳部位が最初にダメージを受けるので、初期段階で**「見たり聞いたりした情報が覚えられない（頭に残らない）」**という記憶障害が起こります。

実際にアルツハイマー病を発症した方の脳を解剖して詳しく検査してみると、ダメージを受けた海馬には、アミロイドβタンパク（Aβ）がたくさんたまっていて、**「老人斑」**ができています。アルツハイマー病を発症することで、海馬がダメになる理由はまだ不明ですが、Aβがどうやって海馬にたまるのかを解明すれば、答えが見つかるかもしれません。

「Q7」でお答えしたように、脳内で作られたAβを分解する酵素として、「ネプリライシン」が知られています。日本の理化学研究所の研究グループが2000年に発見しました。

この研究グループが、孤発性アルツハイマー病患者の脳におけるネプリライシンを詳しく調べたところ、海馬や大脳皮質ではネプリライシンが著しく減少する一方で、小脳などでは減少していないことが分かりました。つまり、海馬では、Aβが分解されずにたまりやすく、Aβによって神経細胞が傷害されてしまうものと思われます。

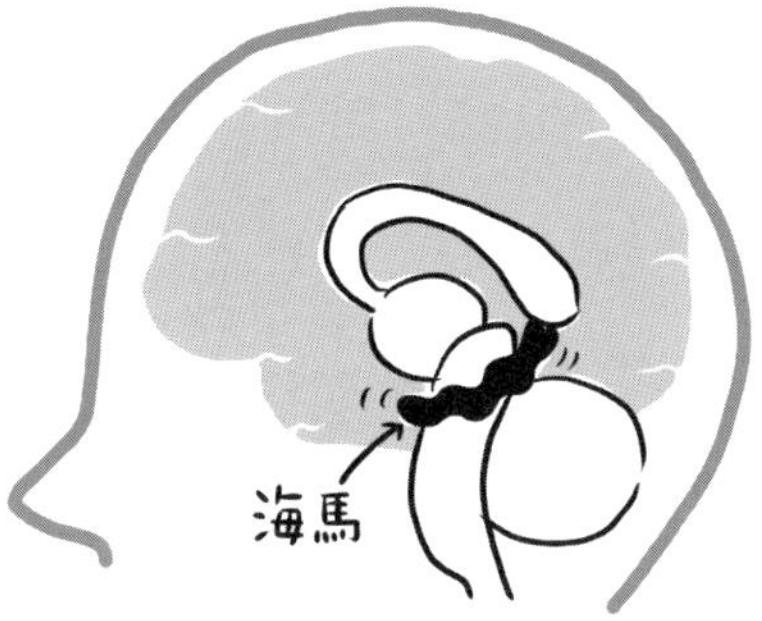

また、**海馬の神経細胞は、他の脳の場所の細胞に比べて、もともとストレスに弱い**ことも知られています。

私たちがストレスにさらされると、体の防御反応として、副腎という臓器から「糖質コルチコイド」と総称されるホルモンが大量に分泌されます。このホルモンは、自分の体に危険が及んでいることを知らせる役割を果たしますが、海馬に作用すると、海馬の神経細胞が必要以上に興奮して傷ついてしまいます。海馬が強くダメージを受けると、委縮してしまうこともあります。

認知症を発症しないためには、いかに海馬を守るかが重要と思われます。

Q09

「アルツハイマー病」は決まったパターンの症状変化がある？

Answer

アルツハイマー病では、記憶障害から徐々に認知機能が低下していくことが多いようです。

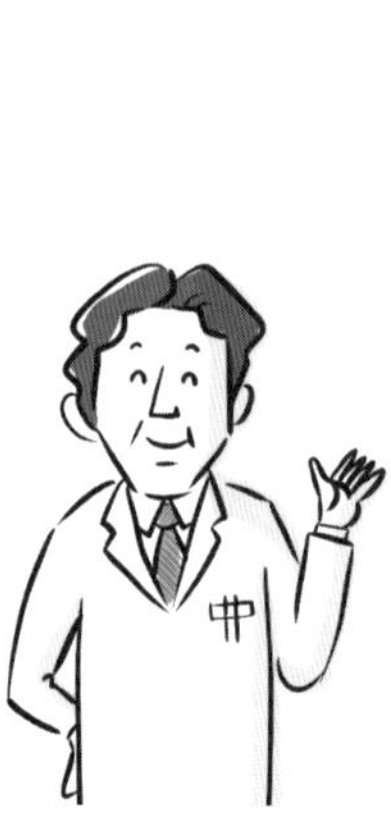

アルツハイマー病患者の脳に起こる変化を研究したところ、**初期段階では、海馬や大脳皮質を中心に病変（老人斑や神経原線維変化）が起こり始め、それがだんだんと他の脳領域にも広がっていく**ことが分かっています。むしろ、そのような経過をたどる神経変性疾患を「アルツハイマー病」と呼んでいます。

したがって、初期の段階では、まず海馬や大脳皮質が持っている働きが損なわれるので、「数分前に話したことを覚えていない」「同じ質問を繰り返す」「計画や整理整頓が難しくなる」などの症状（軽い記憶障害や判断実行機能障害）が現れます。

この程度ですと、正常な老化によって脳が衰えた状態と区別しにくいかもしれません。しかし進行すると、「月日や時間が分からない」「お金の支払いが難しくなる」など生活にも徐々に影響が出始めます。

記憶障害に関しては、初期段階では海馬が損なわれているだけなので**「新しいことが覚えられない」**ことが中心ですが、進行していくと、記憶の貯蔵庫としての役割を果たす側頭葉も損なわれるため、**過去に記憶していたことも「忘れる」**ようになります。

見当識障害に関しては、初期段階では日にちを間違える程度ですが、進行すると、月や季節さえ間違えるようになり、さらには場所が分からなくなります。病変が広範囲の脳領域へと広がるにつれ、できないことがどんどん増えていきます。

実際に起きている障害は、脳のどの領域まで病変が及んだかを反映しているので、**患者さんの日々の変化をていねいに観察する**ことはとても大切です。

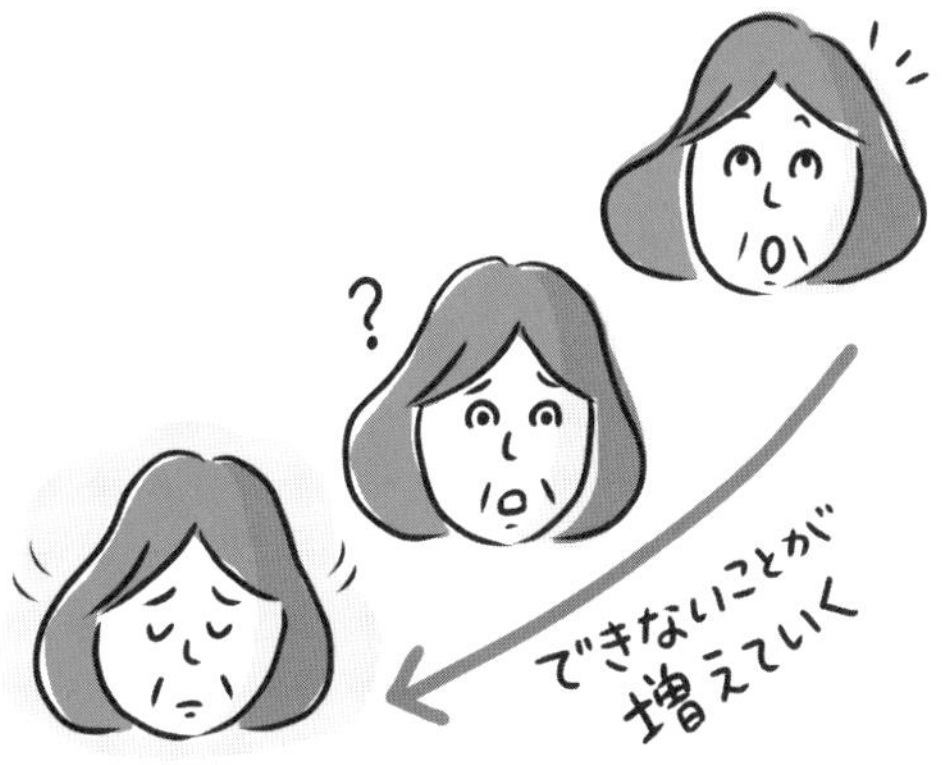

Q10

「アルツハイマー型認知症」は発症前から脳に病変がある？

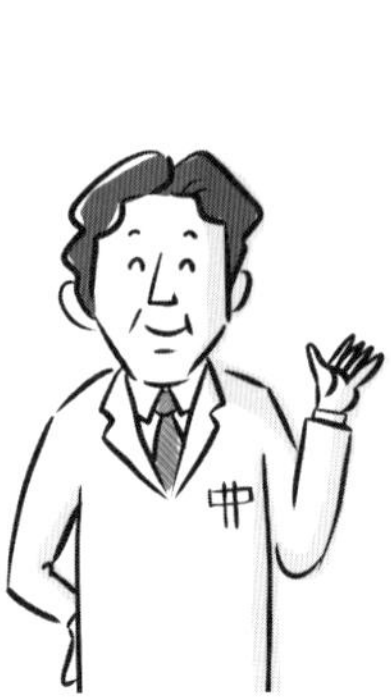

Answer

発症前の経過は、家族性アルツハイマー病の研究に基づいて推定されたものです。

ほとんどの患者さんは、異変を感じてから病院を訪ね、診断を受けます。発症する10年以上前から定期的に病院を訪れ、経過を観察してもらう人なんて、まずいないと思います。ですから、**「認知症を発症する前に脳に何が起きていたかなんて分かるはずがない」**と思われるのは当然でしょう。

実は、アルツハイマー病の発症前に起きているといわれていることの多くは、**「家族性アルツハイマー病」**の患者さんに関する知見に基づいて推察されたものです。

家族性アルツハイマー病は、完全に遺伝性であり、両親が持つ遺伝子の異常をそのまま子どもが引き継ぐために起こります。つまり、**生まれたときからアルツハイマー病を発症することが決まっている**のです。そこで、アルツハイマー病の原因を解明することを目的として、家族性アルツハイマー病の方の脳に起きる変化を、若いときからずっと追跡する研究が行われました。

その結果、かなり若いころから脳にはアミロイドβタンパクがたまって「**老人斑**」が形成され始め、次いで「**神経原線維変化**」が起こり始めることが分かりました。

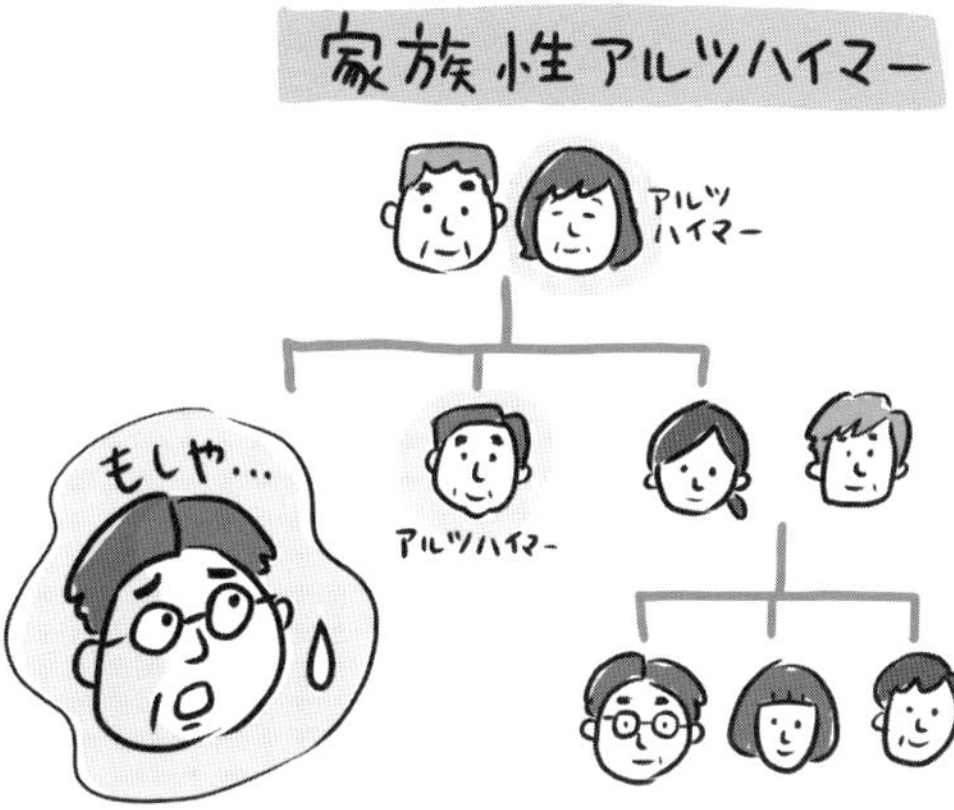

そのような病変が見られてもまだ症状には現れず、さらに時間が経ち病変が大きくなってから、実際に症状が現れることが分かりました。老人斑の出現から、神経原線維変化の出現、そして症状の発現に至るまでは、長い年月がかかるのです。

非遺伝性の、孤発性アルツハイマー病の場合に同じことが起きているという保証はないのですが、発症後の経過が似ているので、発症前も似ているだろうと考えられて、「**発症する10～20年前から脳には徐々に病変が起き始めている**」と説明されるようになったのです。

Q11

「アルツハイマー型認知症」と「脳血管性認知症」を見分ける方法はある？

Answer

簡単な会話や動作から区別することができます。

脳血管性認知症の引き金となる、**脳出血**や**脳梗塞**は、Ｘ線ＣＴやＭＲＩなどの脳画像検査で確かめることができます。しかし、アルツハイマー病の場合は、初期の段階では脳の構造に大きな変化は見られませんので、画像検査はあまり役に立ちません。進行してから検査をすると、脳の萎縮が確認できますが、その段階では手遅れです。

いくつかの症状や特徴から区別することもできますが、容易ではありません。そこで、確実ではありませんが、もっと簡単に見極める方法もあるのでご紹介しましょう。

例えば、会話をしているときに、**呼びかけに対する応答が悪かったり、ろれつが回らない**よう

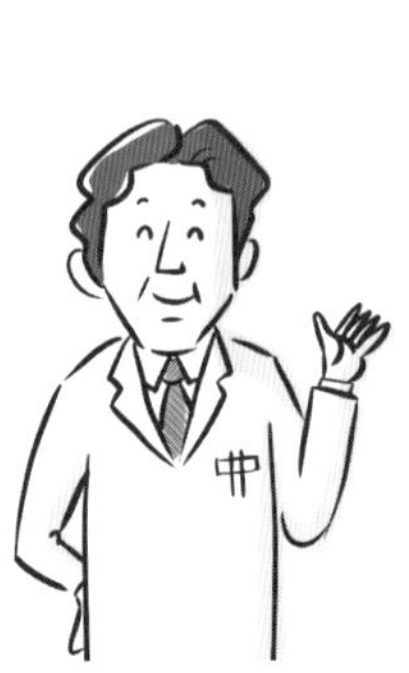

なら、**脳血管障害**を疑います。アルツハイマー病では、口を動かすことは問題ないことがほとんどで、むしろよく話す方が多いです。

簡単な動作でも分かります。例えば、「手のひらを上にして両手を体の前に出してください」と指示します。このとき、じっと上げていることができず、自然と手が下がってしまうようなら、脳血管障害が考えられます。

どちらか片方の手だけがすぐ下がってしまうなら、下がった方と反対側の脳に梗塞が生じている可能性が高いです。

きちんと手を上げていられることが確認できた場合には、「それでは目を閉じてください」と指示してみます。この時、**目を閉じると同時に手を下してしまうようなら、アルツハイマー病が疑われます。**

アルツハイマー病では、二つ以上の独立した作業をこなすことが難しくなるため、手をしっかり保持しながら目を閉じることができずに、ついつい手を下ろしてしまうからです。

これは、もともと運動麻痺を検査するための方法ですが、認知症の専門医が、アルツハイマー病を推定するために応用した手法の一つです。

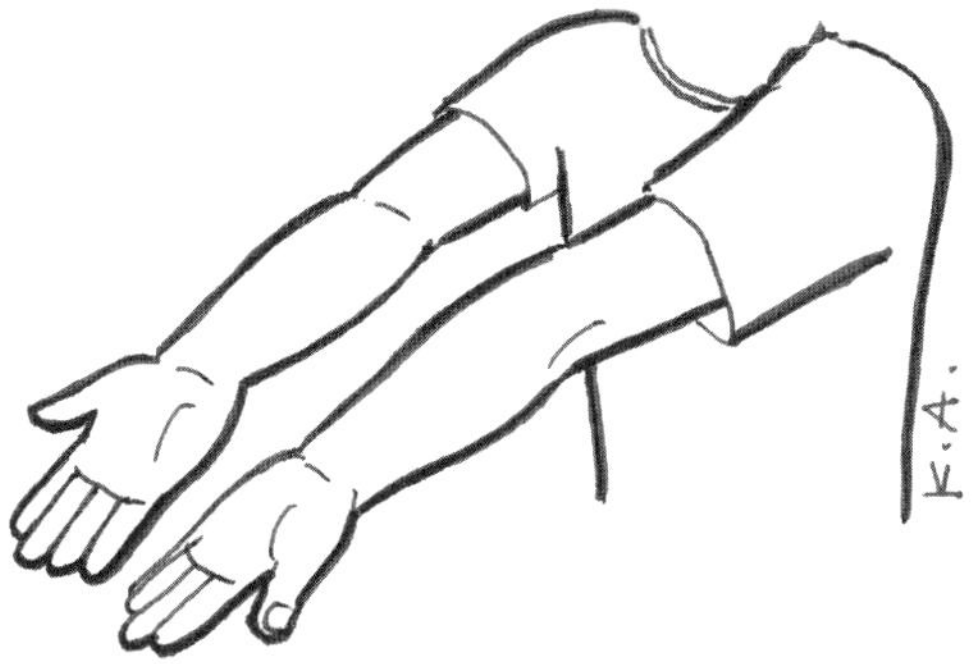

Q12

検査で「ラクナ梗塞」だといわれましたが…？

Answer 細い血管が詰まって脳の微小領域が壊死してできる微小梗塞のことです。

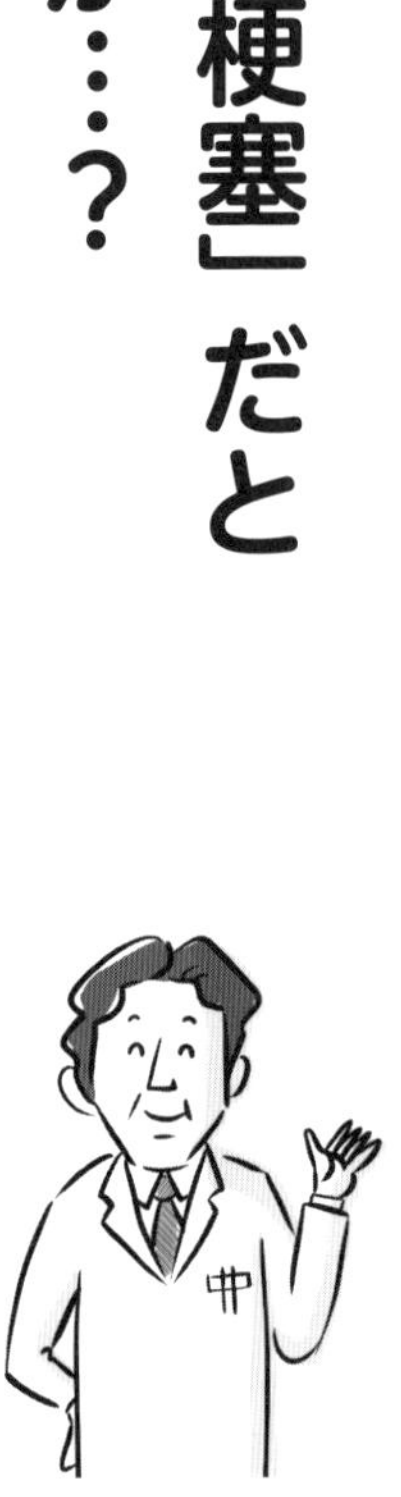

「ラクナ（lacunar）」は、ラテン語で「小さな空洞」という意味です。

「穿通枝」と呼ばれる、直径0・2〜0・3㎜の細い脳動脈に変性や硬化が起こり、最終的に血管が詰まると、その先にある脳組織の細胞が壊死《えし》して、小さな梗塞が生じます。小さな穴が開いたように見えるので、このようなタイプの脳梗塞は**「ラクナ梗塞」**と名づけられています。欧米に比べると日本では発症頻度が高く、脳梗塞全体の約30〜35％を占めています。高齢になるほど増加し、70歳以上では約30％の方に見つかるといわれています。

医学的には「直径15㎜未満」のものをラクナ梗塞と定義していますが、大半は3〜7㎜のものです。特に小さいものはＣＴでは見つけられないので、解像度の高いＭＲＩで検査されることが多いです。

小さい梗塞巣があったとしても、少数ならば、ご心配なく。健康には影響ありません。ラクナ梗塞を持ちながら、何も症状がない場合は**「無症候性ラクナ梗塞」**といいます。

ただし、ラクナ梗塞を生じる主な原因は、高血圧による動脈硬化で、生活習慣に関係しているので、年月の経過とともに梗塞の数がどんどん増えてくることがあります。それでも症状ははっきりしないことが多く、頭痛やめまい程度しか自覚できません。

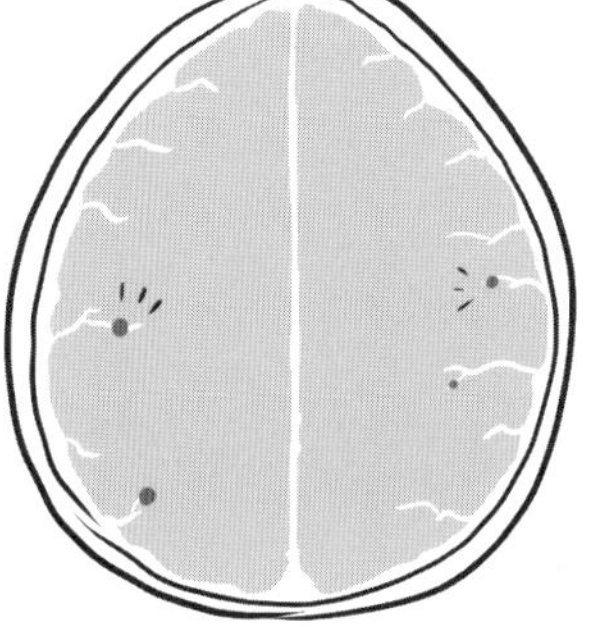

だからといって軽視してはいけません。命に関わるような劇的な変化がなくても、徐々に脳の機能が損なわれてくることがあります。「認知症」もその一つです。脳出血や脳梗塞によって引き起こされる脳血管性認知症は、発作が起きたときに一気に進行するというイメージがあると思いますが、**ラクナ梗塞による認知症は徐々に進行する**ので、症状がはっきりせず、早期発見が難しいのです。

ですから、検査でラクナ梗塞が見つかったことは幸運と考え、生活習慣を見直すなどして梗塞巣が増えないように努めることをお勧めします。

Q13

脳卒中から認知症になる確率はどれくらい？

Answer

5～30％と報告されています。

脳卒中は、脳血管障害の別名で、大きく分けると、脳の血管が破れて出血する**「脳出血」**と、脳の血管が詰まる**「脳梗塞」**があります。さらに細かく分類すると、

- **脳内出血**…脳の実質内で出血が起こる
- **クモ膜下出血**…太い脳動脈が破裂してクモ膜下に血液が広がる
- **硬膜下出血**…頭蓋骨のすぐ内側にある硬膜の直下で出血が生じる
- **硬膜外出血**…主に頭部外傷によって頭蓋骨と硬膜の間で出血が生じる
- **アテローム血栓性梗塞**…太い脳血管内で動脈硬化が進行し血栓が血管を詰まらせる

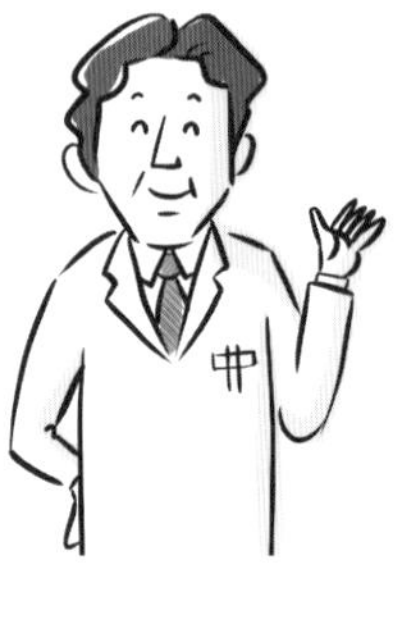

・ラクナ梗塞…Q12参照

・心原性脳塞栓症…不整脈などにより心臓内でできた血栓が移動して脳血管を詰まらせるなどがあります。参考までに、「卒」は卒然＝突然（前触れがない）、「中」は当たるという意味なので、「卒中」で「前触れもなく突然何かに当たる」ことを表しています。

脳の血流が途絶えると、神経がダメージを受けて、さまざまな障害が起こります。記憶・認知機能に関わる脳領域が影響された場合に、脳血管性認知症が発生します。

脳卒中後に認知症が発生する割合は、古くから研究されてきたものの、報告によって5〜30％と差があり、はっきりしていませんでした。急に脳出血や脳梗塞が起これば、まもなく症状が出現するので、脳血管性認知症と分かりやすいですが、ラクナ梗塞による認知症は、徐々に進行するので、症状があまりはっきりしません。こうした多様性が症例の解析を難しくしていると思われます。

最近ある研究グループが、１９５０年から２００９年までに発表された73件の論文のデータを総合的に分析したところ、脳血管性認知症と診断された全症例の10％が脳卒中発現時にすでに認知症を発症しており、10％が脳卒中後数カ月で認知症を発症、30％以上が脳卒中の再発後に認知症を発症していたことが分かりました。

このデータは、脳卒中の再発防止が重要であることを物語っていると思います。

Q14

なぜ認知症の病型を分類するのですか？

Answer

認知症を引き起こした原因を特定できれば、適切な治療やケアができるからです。

例えば、咳《せき》が出ているとき、「咳を止める薬を飲めばよい」というものではありません。もし咳の原因が何かの感染症だったなら、単に咳を止めるだけでなく、感染症を引き起こしている細菌やウイルスの増殖を止めることのできる薬を使う必要があります。

もし「気管支ぜんそく」のようなアレルギー性の病気が関係しているならば、アレルギー反応を抑える薬を用いるべきです。もし、喉に異物があって咳が出ているのだとすれば、その異物を取り除く手術などの処置をするべきです。

これと同じように、「認知症」という症状が出ていても、原因が違えば、行うべき処置や治療

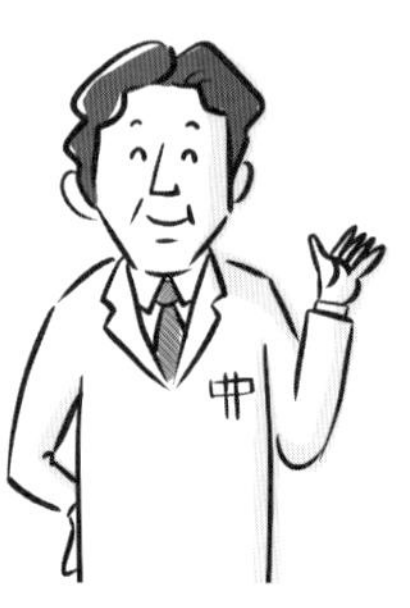

法も異なります。

例えば、**脳血管性認知症**であれば、発症の引き金となる**脳卒中が再発しないような治療**が行われます。**アルツハイマー型認知症**であれば、記憶・認知力を高める効果のある薬を用いて、**症状の進行を抑制するような治療**が行われます。適切な処置を選択しないと、かえって症状が悪化することもあるので、何が原因で認知症が出ているかを鑑別することはとても重要です。

また、認知症の症状は、**中核症状**と**周辺症状**に分けられます。

中核症状は、認知症そのものである「記憶障害」「見当識障害」「判断・実行機能障害」など（※）を含んでいるので病型によってあまり差はありませんが、認知症とは直接関係のない周辺症状は病型によってかなり異なります。

例えば、**レビー小体型認知症**では「幻視」がよく生じ、「虫が動き回っている」「知らない人がいる」などと大騒ぎすることも少なくありません。**前頭側頭型認知症**では、本能的な欲求や感情のコントロールがきかなくなり、暴力をふるったり、反社会的な行動に及んで周囲に迷惑をかけることもあります。このようなケースに対して、比較的周辺症状が少ないアルツハイマー型と同じ対応は通用しません。したがって、患者ごとに適切なケアを行うためにも、病型の分類は重要なのです。

（※）詳しくは、前著「認知症いま本当に知りたいこと101」のQ14を参照。

Q15

「アルツハイマー病」と「レビー小体病」は何が違う？

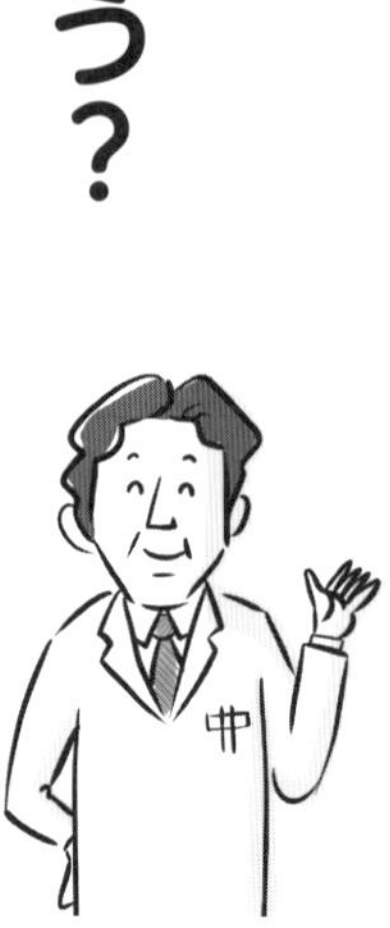

Answer

同じ脳神経変性疾患ですが、観察される病変や障害される脳の場所が違います。

「アルツハイマー病」は、ドイツの精神科医アロイス・アルツハイマー博士が見いだし、１９０６年に学会発表した病気です。

一方、**「レビー小体病」**は、小阪憲司博士が１９７６年に症例を報告し、１９８０年に呼び名を提唱した病気の分類です。どちらも、原因不明に脳の神経細胞が徐々に死滅し、認知症を引き起こす点では同じですが、成り立ちが異なります。

前の質問でも説明しましたが、アルツハイマー病では、海馬を中心に「老人斑」と「神経原線維変化」が出現します。老人斑は主に「アミロイドβタンパク」、神経原線維変化は主に「タウタンパク」という物質でできています。これに対して、レビー小体病では、脳のさまざまな場所に「レビー小体」という、異常な円形状の構造物が神経細胞内にできます。レビー小体の主な成分は、「α－シヌクレイン」というタンパク質で、何らかのきっかけで変化することによって、神経細胞内にたまるようです。

アルツハイマー病の場合は、海馬から病変が始まるので、必ず記憶障害を中心とした認知症に発展します。しかし、**レビー小体病の場合は、脳のどこから病変が始まるかによって、どんな症状に発展するかは異なってきます。**どちらかというと、視覚に関わる脳領域（特に大脳皮質の視覚連合野）にレビー小体がたくさんたまり、「幻視」（現実にいない人や物が見えるように感じる）を訴える患者さんが多い（およそ8割）ようです。小さな虫から、小動物、子ども、攻撃的な猛獣や悪者など、人によって見えるものはさまざまです。

しかも、見え方が非常にリアルなので、ご本人はそれが幻だと気づかないくらいです。睡眠障害やうつ症状などを訴える方もいらっしゃいます。

また、体の動きを調節する役割を担っている脳領域にレビー小体が出現して、運動障害を伴う患者さんもいます。

記憶や認知に関わる脳領域がダメになったときに記憶・認知障害が現れてくるので、レビー小体病になったからといって、必ずしも認知症が出るわけではありません。

Q16

「アルツハイマー型」と「レビー小体型」はどうやって見分ける？

Answer

特徴的な症状や画像検査で区別できます。

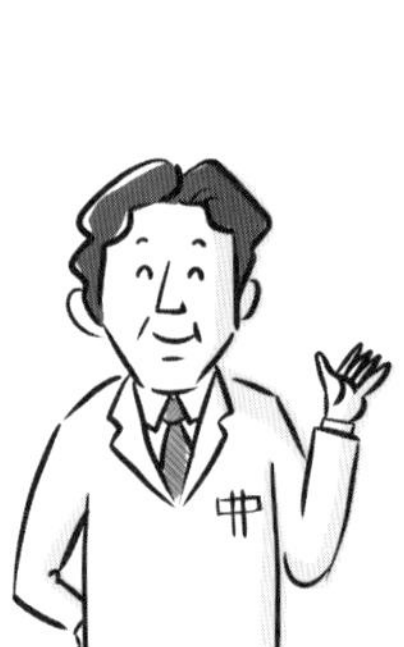

脳の中を調べてレビー小体が見つかれば**「レビー小体病」**、老人斑が見つかり海馬が萎縮していれば**「アルツハイマー病」**と特定できますが、検査のためだけに頭蓋骨を開くわけにいきません。ＭＲＩやＰＥＴなどの画像検査技術を駆使して、手術しなくても脳病変を捉える方法も研究されていますが、まだ一般的に使えるほど確立されていません。したがって、**専門医が患者の症状を診《み》て区別するしかない**のが現状です。

レビー小体型認知症では、アルツハイマー型とは異なる特徴的な症状が見られるので、きちんと理解していれば鑑別はそれほど難しくありません。レビー小体型の特徴は次の５つです。

①本人が非現実だと気づかないくらい、生々しい幻視が繰り返し起こる。
②パーキンソン症状（手足の震え・動作緩慢・歩行障害など）を伴う。
③認知機能の変動が大きい。
④自律神経症状（血圧の変動・排尿障害・消化管運動障害・発汗障害など）を伴う。
⑤レム睡眠行動障害（睡眠中に奇声を上げる、怖がる、暴れるなど）
①〜③のうち、二つ以上該当すれば、レビー小体病と診断できます。④、⑤はアルツハイマー型では発現しないので、①〜③のうち一つしか該当しなくても、④、⑤があればレビー小体病の可能性が高いです。

また、レビー小体型で④のような症状が現れるのは、自律神経に異常が起きているからですが、その変化を**「MIBG心筋シンチグラフィ」**という検査法で確認することもできます。MIBGは、「メタヨードベンジルグアニジン」という化合物の略称です。MIBGには自律神経のうち交感神経終末に取り込まれる性質があるので、放射性ヨウ素をつけたMIBGを注射して心臓を撮影すると、心臓に分布する交感神経の状態を知ることができます。

交感神経に異常が起きているレビー小体病患者では、この検査で心臓が黒く写らないことから、アルツハイマー型と区別できるというわけです。

Q17 「レビー小体型は薬に敏感」と聞いたことがありますが？

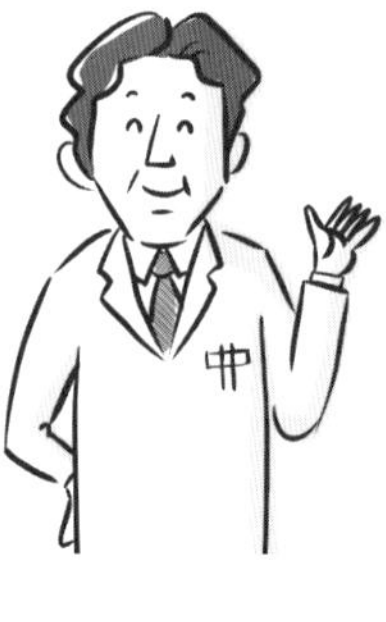

Answer

脳内の神経伝達物質のバランスに異常があり、薬の副作用が出やすいので注意が必要です。

レビー小体型認知症は、初期段階では明らかな記憶障害が認められないことが多いので、**「幻視」**や**「パーキンソン症状」**だけに注目してしまうと、精神病やパーキンソン病と間違われやすいようです。そして、幻視やパーキンソン症状に対する治療薬が用いられることになるのですが、ここで問題になるのが、**「レビー小体型認知症の患者さんはいろいろな薬に対して敏感だ」**ということです。

幻視を訴えたとき、多くの医師は、**幻覚や妄想を抑える効果のある抗精神病薬**を処方します。しかし、こうした薬に敏感なレビー小体型認知症の方は、**薬を飲むことで状態が急激に悪化し、**

体が固まって動けなくなることもあります。また、不安を訴えたとき、**気分を改善するために抗うつ薬**が処方されることもあります。抗うつ薬は、**副作用として運動機能を障害し、歩行が困難になる**こともあります。

パーキンソン症状は、脳内のドーパミンという神経伝達物質の量が減ることによって起こると考えられているので、**ドーパミンを補う薬**が用いられます。本当のパーキンソン病であれば、よく効いて症状が劇的に改善しますが、**レビー小体型認知症では、効果が弱く、薬を増量すると意識障害や悪心などの副作用**が現れます。

こうした場合、薬の量を減らすか、中止すべきなのですが、**薬の効果が不十分で病状が悪化したと考えて逆に薬を増量してしまうと、さらに悪化するという悪循環に陥ります。**

レビー小体型認知症の患者さんがどうして薬に敏感なのかはよく分かっていませんが、脳内の神経伝達物質のバランスがおかしくなっているためと考えられています。

約4年前に、アメリカの俳優ロビン・ウイリアムズさんが亡くなられ、レビー小体型認知症であったことを後に妻が公表しました。ウィリアムズさんは生前、「うつ病」や「パーキンソン病」と誤診され、適切な治療を受けられなかったといわれています。

今後は、レビー小体型の特徴が十分に理解され、患者さんが適切な治療やケアを受けられるようになることを期待したいと思います。

Q18

「前頭側頭型認知症」とは何ですか？

Answer

前頭側頭葉変性症が原因で生じた認知症のことです。

脳の特定の領域にある神経細胞が原因不明に徐々に死滅していく病気を総称して、**「神経変性疾患」**と呼びます。その代表例である**アルツハイマー病**では、海馬を中心に病変が始まりますが、それとは異なって、**大脳皮質の前頭葉や側頭葉を中心に病変が始まるタイプ**が**「前頭側頭葉変性症」**(Frontotemporal lobar degeneration, FTLD）です。

前頭葉の中でも特に前の方に位置している部分は、「前頭前野」とか「前頭連合野」と呼ばれ、思考・判断、意欲、注意・集中力、感情のコントロール、理性などを司っているため、前頭側頭葉変性症になると、これらの機能が失われます。具体的には「他の人からどう思われるかを

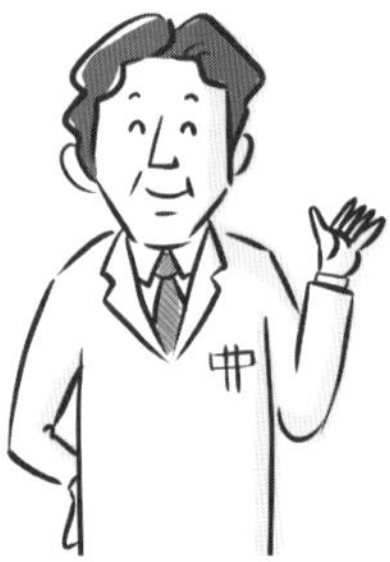

気にしなくなる」「何でも口に入れる」「無欲・無関心」「注意散漫」「じっとしていられない」「人を無視または馬鹿にした態度をとる」「暴力をふるう」「他人の家に勝手にあがる」など、**自己中心的・反社会的・非道徳的な行動**を生じます。

スーパーの店頭で販売されている総菜に躊躇《ちゅうちょ》しないで手を出して食べたり、経済的に困っているわけでもないのに万引を繰り返し、また注意されてもまったく反省の色が見られないという方がいますが、前頭側頭葉変性症の可能性があります。

また、側頭葉は、記憶、顔および物体認識、言語などに関わっているため、ダメになると「顔や物の区別ができなくなる」「言葉が理解できない」などの記憶・言語障害が生じるようになります。前頭側頭葉変性症の方は「相手の話を聞かず一方的にしゃべる」ことがよくありますが、これは、**周囲への無関心に加えて、相手の話していることが理解できないという言語障害**が関係していると思われます。

初期では知的機能は保たれていますが、進行すると脳の他の部分にも障害が広がり、記憶・見当識・計算力の低下などを伴い、認知症が出ます。このように、前頭側頭葉変性症が原因で起こる認知症が**「前頭側頭型認知症」**（Frontotemporal dementia、FTD）です。

比較的若く発症する場合が多く、若年の認知症患者に限ると20％くらいがFTDで、全年齢の認知症だと5％程度というデータがあります。

Q19

「ピック病」とはどんな病気ですか?

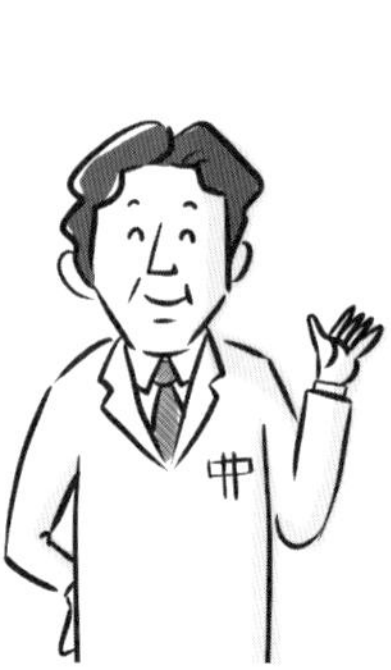

Answer ピック病は、前頭側頭葉変性症の一種です。

この病気の症例を最初に報告したのは、チェコの精神科医アーノルド・ピック博士です。1892年にピック博士は、言語障害が認められる患者の死後脳を調べ、大脳皮質の前頭葉と側頭葉が著しく委縮していることを見つけました。その後、同様な症例をいくつも報告し、独特な脳萎縮症があると考えられるようになりました。脳の病変を詳しく調べたところ、変性した前頭葉や側頭葉の神経細胞内には、正常細胞には見られない、球状の異常構造物があることが分かり、**「ピック球」**と名づけられました。**ピック球が出現して脳が委縮する病気が「ピック病」です。**

余談ですが、ピック球を見つけたのは、実はピック博士ではありません。アルツハイマー病を発見したドイツのアロイス・アルツハイマー博士が、1911年に発見・報告したのです。また、ピック病という病名がつけられたのは、ピック博士が亡くなった2年後のことです。最初に報告した博士の功績を称《たた》えて、名前が病理像と病名につけられたのです。

さらに、その後の研究が進むと、ピック球が見られないのに、ピック病と似たように前頭葉や側頭葉が委縮するケースもあることが分かり、ピック球の有無にかかわらず、前頭葉と側頭葉を中心に神経細胞が死滅して委縮する病気を「前頭側頭型変性症」と呼ぶようになりました。したがって、ピック病は、前頭側頭葉変性症の一種であり、「前頭側頭型認知症」の原因疾患の一つということになります。

ピック病の症状は、前の質問でお答えした、**前頭側頭葉変性症**の症状と同じです。自己中心的・反社会的・非道徳的な言動や言語障害などが目立って現れます。働き盛りの40～60歳に多く発症します。今のところ治療法はなく、介護をして経過を見守るしかありませんが、若年性認知症の場合は、体が元気で力も強いので、介護も容易ではありません。

また、万引（窃盗）や危険運転などを繰り返し、犯罪者として扱われるケース少なくありません。もっとこの病気に関する理解が深まることを期待します。

Q20

現在の医療で神経変性を治せないなら早期診断してもムダでは？

Answer

できるだけ早期に気づけば、進行を遅らせることができます。

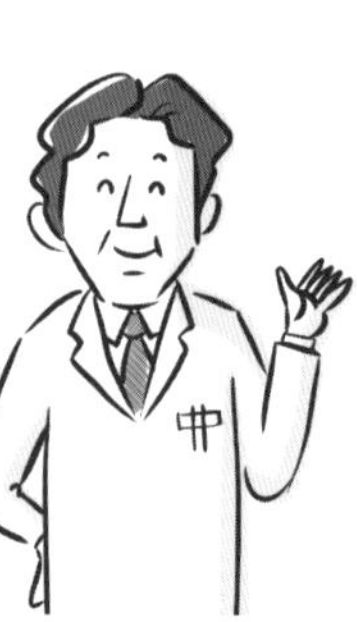

確かに、現在の医療技術では、**「アルツハイマー病」「レビー小体病」「前頭側頭葉変性症」**のような脳神経変性疾患を完全に治すことはできません。しかし、早く見つかろうが遅く見つかろうが同じと考えるのは、間違いです。幸いなことに、これらの病気はすぐに命に関わるようなものではありません。うまくコントロールできれば、健康に過ごせる年月を長くすることができます。早期診断のメリットはたくさんあります。

まず、**認知症の中には、治せるものもあります。**例えば、正常圧水頭症が原因の場合は、早めに手術をして水頭症が改善すれば、認知症もなくなります（※）。

治せないものでも、**早く治療を始めれば、あまり進行していない段階から病状をコントロールできます。**例えば、代表的な認知症の治療薬であるドネペジルという薬は、飲んでいる間は認知障害を改善してくれますが、病気の進行を止めるわけではありません。それでも、服薬によって一時的でも症状がよくなると、患者さんの精神が落ち着き、介護も楽になり、そうした変化が結果的に病気の進行を遅らせることにつながるのです。

また、適切な治療やケアのためには、**認知症の原因を突き止める必要がありますが、早期の方が分かりやすいことが多いのです。**例えば、アルツハイマー型は記憶障害から始まりますが、レビー小体型だと、初期では記憶障害が目立たず、幻視やパーキンソン症状が見られます。進行して記憶障害と精神症状と運動機能が混在してしまってからでは、どういう順番でそれらが起こったか知る由がありません。早期から丁寧に経過を観察するところから、正確な診断が可能になるのです。

分かってしまうと周囲に迷惑がかかるかもしれないなどと考え、先延ばしにするのはやめましょう。むしろひどくなってから知らされた方がたいへんです。勇気を出して「早く知る」よう努力するべきだと思います。

（※）詳しくは、前著「認知症いま本当に知りたいこと101」のQ９を参照。

Q21

混合型認知症とは何ですか？

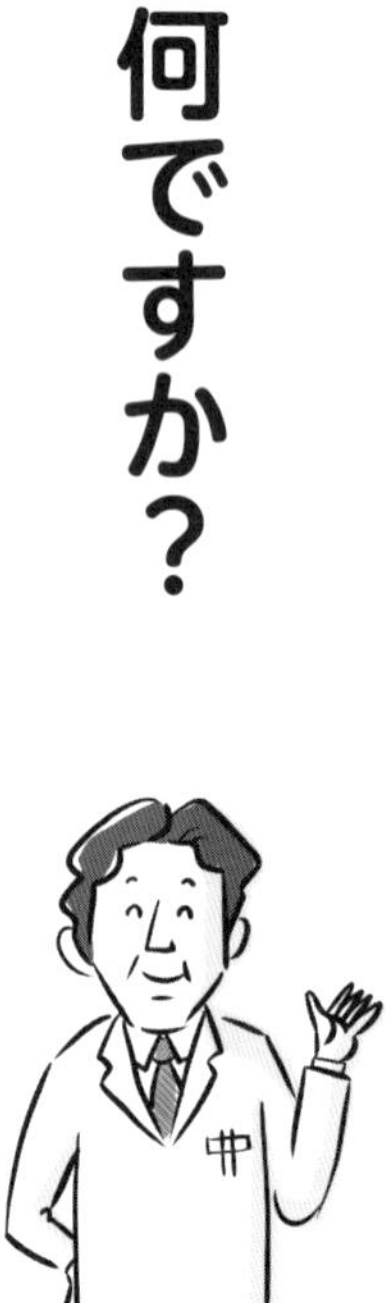

Answer 複数の病気が原因で起こる認知症のことです。

認知症は、一つの病気が原因で起こるとは限りません。特に高齢になると、**一人でいくつもの病気を患うことは珍しくありません**から、**複数の病気が関係して認知症を発症**する人は相当いると思われます。そのようなケースを一般に**「混合型認知症」**と呼びます。

しかし、現実には、「混合型認知症です」と診断を受ける認知症患者はほとんどいません。なぜでしょうか？

理由は二つあります。

第1に、診断結果に応じて治療やケアの方針が決められるため、医師が診断したときにいくつかの原因が考えられて（たとえ迷ったとしても）、最終的には一つの診断名に絞り込むことを求められているからです。本当に「混合型」だったとしても、その通りにいう医師はほとんどいないと思います。

第2に、認知症の診断技術が十分に確立されていないことも関係しています。

例えば、脳梗塞を発症し、その後遺症として認知症が出た場合は「脳血管性認知症」と診断されますが、本当に脳梗塞だけが原因とは限りません。もともとその患者は、はっきりと認知機能障害が出るほどではないけれどアルツハイマー型の脳病変が起きていたかもしれませんが、脳梗塞を起こして認知症が出たという情報しかなければ、「脳梗塞に伴う認知症」としか判断されません。潜在的にアルツハイマー病があることを症状だけから読み取ることは極めて困難です。

患者が亡くなった後に解剖して脳を調べ、特徴的な脳病変（老人斑や神経原線維変化）が見つかれば、アルツハイマー病だったと推定することは可能ですが、その方が存命中にそう確定する診断法はまだ確立されていません。**もし「混合型」なら、一つの治療法だけでは十分な効果が期待できません。**

より効果的な治療やケアを患者に提供するためには、もっと診断技術が進歩して、医師が「あなたは○○病と○○病を合併した認知症です」といった診断ができるようになればよいと思います。

Q22

混合型認知症はどうやって起こるのですか？

Answer

脳血管障害がアルツハイマー病を引き起こす、逆にアルツハイマー病が脳血管障害を引き起こすケースなどさまざまです。

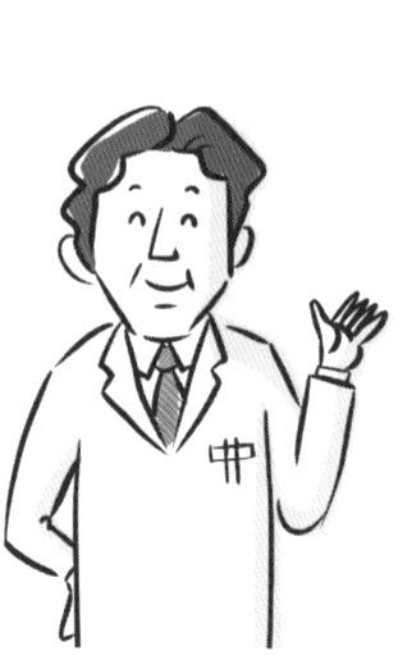

混合型認知症にもいろいろありますが、大半を占めているのが、**アルツハイマー病と脳血管障害の合併例**です。そのしくみについてご説明しましょう。

可能性は3点考えられます。

1点目は、アルツハイマー病と脳血管障害の二つが独立して併発する場合です。ただし、生活習慣が原因で併発するなど、何らかの因果関係はあるかもしれません。

2点目は、脳血管障害が引き金となり、アルツハイマー病が進行する場合です。

例えば、私たちが飲んだ薬は、胃や腸から吸収されて血流に乗り全身をめぐるうちに、血管からしみ出し、目的の臓器の細胞に到達すれば、期待した効果を発揮することになります。薬が脳に作用するためには、脳の血管を通過しなければならないのですが、特に脳の血管は壁を作る細胞が強く結合しているため、物質が通りにくくなっています。これは**「血液脳関門（BBB）」**（Blood-Brain Barrier）と呼ばれ、脳を守るしくみの一つと考えられています。しかし、脳血管障害によってBBBが弱くなると、末梢組織で作られたアミロイドβタンパク（Aβ）が脳に移行しやすくなります。また、もともとBBBには脳内で作られたAβを排出する役割があるので、BBBが損なわれると、Aβが排出されずに脳内にたまりやすくなります。

このようにして、脳血管障害のある患者の脳では、Aβ量が増えて、アルツハイマー病が発症すると考えられます。

3点目は、アルツハイマー病が脳血管障害を引き起こす場合です。アルツハイマー病では脳内Aβ量が増え、その一部が血管に沈着するようになります。専門用語では**「脳アミロイドアンギオパチー（CAA）」**（Cerebral amyloid angiopathy）と呼び、脳出血の原因になることが知られています。軽い血管障害まで含めると、アルツハイマー病の約8割で、何らかの血管障害が合併しているという報告もあるので、アルツハイマー型認知症と診断された場合でも、血管障害の影響を無視できないことになります。

Q23

認知症の病型は発症したらずっと変わらない？

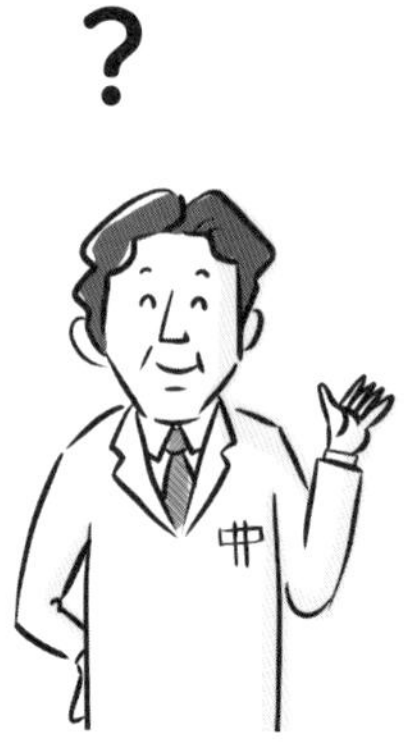

Answer

病型は変わることがあります。経過をよく観察し、必要に応じて治療やケアのやり方を変えていくことも大切です。

認知症は、すぐに命に関わる病状ではありませんから、長い年月をかけて見守ることになります。その中で、**主たる病型が変わることは珍しくありません。**

以前は、**アルツハイマー型認知症と脳血管性認知症**はまったく成り立ちが違うと説明されていましたが、臨床研究が進歩して、**両病型は近縁の関係にある**ことが分かってきました。

アルツハイマー病の40％で脳血管病変の合併が見られ、脳血管性認知症の40％でアルツハイマー病変を認めることが報告されています。

当初、**アルツハイマー型と診断されていた患者が、脳卒中を起こして脳血管性認知症に移行す**ることもあります。

逆に、**脳卒中後に片麻痺などの運動障害を生じたことから、脳血管性認知症と診断された患者が、後にアルツハイマー型の病変を示す**こともあります。

混合型認知症の中には、レビー小体型と前頭側頭型の合併例、アルツハイマー型とレビー小体型の合併例なども知られています。そのような患者さんに対しては、一度診断された病名があったとしても年月とともに変わりうることを意識して、その時々に応じた最善の治療とケアを行うことが大切だと思います。

特にアルツハイマー型は徐々に進行し変化が少ないので、放置されがちです。「通院が大変だ」という方にとっては、認知症の薬をまとめて数カ月分も出してくれる医師をありがたいと感じるかもしれませんが、実はそのような対応はよくありません。

そもそも医師が薬を長くても2週間くらいしか出さないのは、2週間毎に通院してもらい、患者さんの症状に変化がないか、薬の効き具合や副作用が出ていないかなどをチェックするためです。

認知症の病型が変わることもあると認識し、患者の変化に気を配りながら、定期的に専門家のアドバイスを受けて、最善の対応ができるといいでしょう。

COLUMN 1

アミロイドβタンパクが病気から脳を守ってくれる？

アルツハイマー病に特徴的な病変の一つ「老人斑」が何からできているかを研究した結果、発見されたのがアミロイドβタンパク（Aβ）です。Aβが脳にたくさんたまるとアルツハイマー病が発症すると考えられていますが、Aβは健康な人の体内でも作られています。また、アルツハイマー病にならない人間以外の動物でも、Aβは作られています。いったい何のために作られているのか、作られた Aβは何をしているのかについては、いまだによく分かっていないのですが、最近驚くべき発見があったので、ご紹介しておきましょう。

2016 年に米国マサチューセッツ総合病院の研究チームは、通常のマウスと、Aβを過剰に作り出すアルツハイマー病モデルマウスの脳内に致死量のネズミチフス菌を感染させて、生存期間を比較しました（※1）。その結果、驚くべきことに、アルツハイマー病モデルマウスは、普通のマウスよりも、有意に長く生きたのでした。脳を解剖して調べたところ、長く生存したアルツハイマー病モデルマウスの脳内には、Aβが蓄積したかたまりの中にネズミチフス菌が閉じ込められていました。また、線虫という下等動物を使った実験も行い、ネズミチフス菌やカンジダ菌を感染させると死んでしまうのですが、Aβを作り出すように操作すると、長生きできることが分かりました。

私たちの脳を侵す悪者としか思われていなかった Aβですが、実は、おそろしい細菌から私たちを守ってくれる物質でもあるかもしれないのです。

※1）Kumar DK et al., Amyloid-β peptide protects against microbial infection in mouse and worm models of Alzheimer's disease. Sci Transl Med 8(34): 340ra72 (2016)

PART 2

認知症の対応

Q24

「家族が認知症かな」と思ったら当人にいうべき？

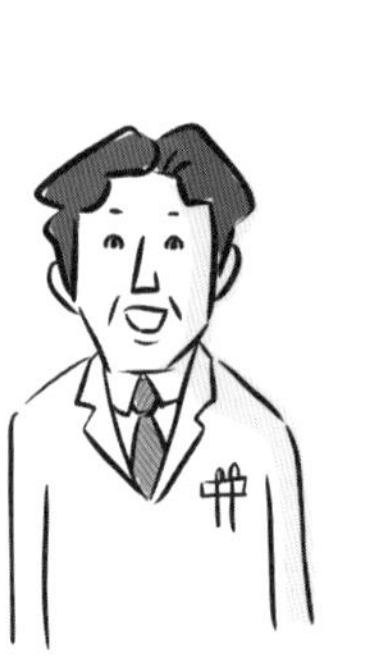

Answer

ご本人の意思を尊重しながらサポートをすることが大切です。

私の認知症講座を受けてくださった方や、この本を読んでくださっている方でしたら、認知症がどういう病状かを理解し、自分と家族がどう関わっていけばよいかをある程度考えておられると思います。

そのような方々でしたら、ご自分の異変にも気づきやすいでしょうし、周囲から疑いを指摘されたときに診断を受ける覚悟もできるに違いありません。私も、もし将来自分が認知症になったならば、事実を知らせてもらいたいと思っていますし、その後の人生に向けて周囲の協力を求めたいと思っています（本当にそうなったときに、どうなるか自信はありませんが……）。

ところが、認知症に対してあまり理解できていない方に、**「どう対応するか」**は少々問題です。ご本人が異変に気づいていても、「恥ずかしい」「迷惑をかけたくない」と考えて隠そうとしたり、「がんばれば何とかなる」と自分に言い聞かせて、不安を封じ込めようとする方もいます。また「認知症かも」と指摘されると、認めたくないという気持ちから、家族との関係が悪化する場合もあります。しかし、どんな場合であっても、**十分に話をして進めることが大切**です。

若くして発症し、主たる症状が記憶障害であれば、ご自身がそれを理解して、周囲に協力を仰ぎながら工夫して生活を続けていくこともできます。高齢であっても、早期に告知できれば、本人がその後の生き方について考える機会を持つことができますし、本人も家族も先々の準備ができるといったメリットがあります。

病状が進行してしまった場合は、ご本人が理解するのは難しいので、家族だけで病状説明を受けたり、介護サービスを手配したりしがちですが、本人の希望と異なるとうまくいきませんので、丁寧に話してご本人の気持ちに寄り添うことを忘れてはなりません。

極端にいえば、病名そのものを知らせるのは、どちらでもよいと思います。重要なのは、その後のサポートです。本人、家族、医師、介護ヘルパーなどが、チームとしてうまく意思の疎通を図れるかが大切だと思います。

Q25 若年性認知症の夫のことを周囲に説明するべき？

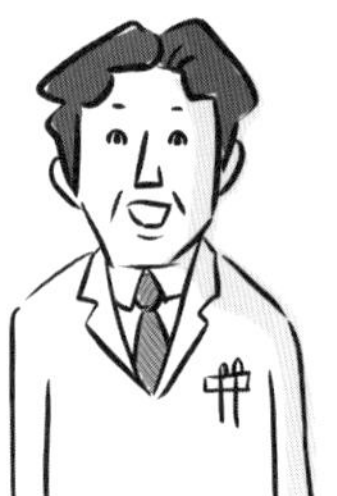

Answer 社会の中で活躍できる居場所を見つけるためにも、周囲に説明しておくことは大切だと思います。

認知症は、高齢者だけに起こるものではなく、若くして発症することもあります。65歳未満で発症したケースを総じて**「若年性認知症」**と呼びます。

若年性認知症も、中核症状として記憶障害を伴いますが、気づかれにくい傾向があります。高齢者ならば、物忘れがあった時に「年のせいかしら」と自分の失敗を認めますが、若い人は、自分の異変を認めるよりも「疲れていた」「忙しすぎ」「集中していなかった」と他に原因を求めようとします。明らかに覚えがなくても、適当に話を合わせたり、うまく取り繕うことで乗り切ろうとします。そもそも年齢が若いので、まさか認知症だとは思いませんから、周囲も気づきにくいのです。それどころか、仕事で大きな失敗をしたり、奇異な言動がめだつようになり、「だめな人」「おかしな人」「なまけている」などと誤解されてしまうことも少なくありません。

若年性認知症でもっとも多い病型は、脳血管性です。何らかの脳血管障害があるわけですから、再発しないように注意することで病状の悪化を防げます。

次に多いのが**アルツハイマー型**ですが、周辺症状よりも中核症状である記憶障害が明確である場合が多いです。ご本人が記憶障害を認め、メモやボイスレコーダーを使って起こった出来事や約束事を常に記録し続けながら、生活を続けている人もいます。

前頭側頭型の場合は、記憶障害よりも行動障害や言語障害が主となり、反社会的行動に及ぶことがあるので、注意が必要です。

若くして発症した場合、まだまだ残りの人生は長いですから、社会の中に居場所が必要です。

周囲の方にできるだけ理解してもらうためにも、現状を伝えておくべきでしょう。

ただし、認知症であることを打ち明けたとたんに、離れていってしまう友人や知人がいるかもしれません。そのような方は認知症に対する理解が乏しいうえ、とても残念なことですが、本当の友人ではなかったということではないでしょうか。

本当に信頼できる人を見つけるという意味でも、周囲に話すことは大切だと私は思います。

Q26

食事の後に「食べてない」といわれたら？

Answe

覚えていないことを注意しても無意味です。少しだけ食べてもらうなどの工夫をしましょう。

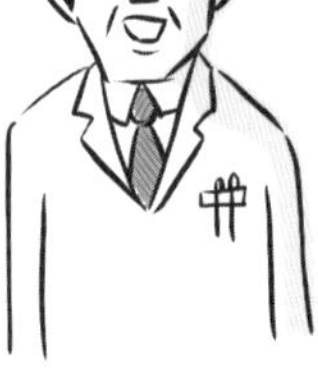

認知症の記憶障害は、記憶に関わる脳領域が障害されたために起きます。特に海馬が障害されている場合は、**「体験した出来事を覚えていない」**という記憶障害が典型的に現れます。

その障害が軽度ならば、「さっき食べたでしょう？」と指摘して、「ああ、そうか」と納得してくれることもあるでしょうが、重度ならばまったく記憶がないわけですから、否定しても意味がありません。

このようなときは、**ご本人の主張を受け入れ、食べてもらうほうが早い**と思います。ただし、食べ過ぎは体によくありませんから、量を控えめにすればよいでしょう。

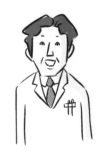

何度も同じことが繰り返されるようであれば、結果的に一日の食事回数が増えてしまいますので、**初めから一回分の量を少なめにしたり、体に負担がかからないようなメニューを工夫する**のもよいでしょう。急にいわれても対応するのは難しいでしょうから、余ったご飯でおにぎりを用意しておいたり、ゼリーなどのおやつを常時用意しておくのも手です。

「食べさせてくれない」という言葉には、どこか満たされない不安が現れていますから、**相手の要求にできるだけ応えて、安心してもらうことが大切**だと思います。うまく対応できれば、いわなくなる方もいるようです。

また、やることがなくて、食事を要求してしまうという方もいるに違いありません。外に出かけたり、本人が好きなことに取り組めるような環境が用意できれば、そちらに気が向いて、要求することが減るのではないでしょうか。

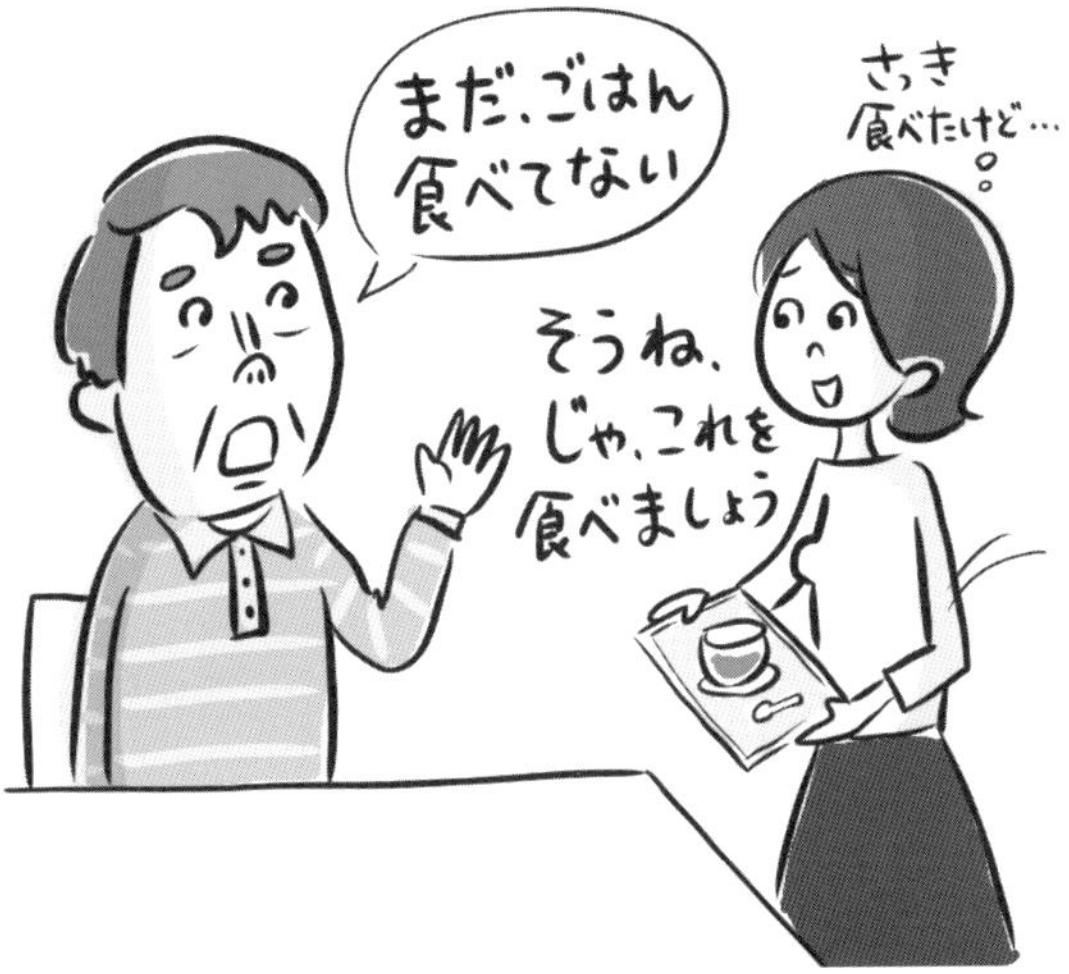
まだ、ごはん食べてない
さっき食べたけど…
そうね、じゃ、これを食べましょう

Q27

認知症の父が母を泥棒扱いするのですが…？

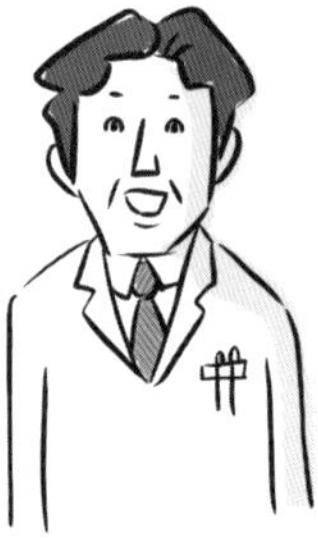

Answer

周辺症状の「盗られ妄想」だと思われます。

「妄想」は、現実にはあり得ない事を想像し、根拠もないのに確信することです。多くの精神疾患で見られます。ただし、妄想の内容が疾患によって微妙に違います。

例えば、うつ病の場合は、**「微小妄想」**といわれ、何も悪いことをしていないのに「自分が生きていることが罪である」と考えて自分を責めるようになり、それが自殺につながることがあります。それに対して、認知症では、配偶者が浮気をしていると思い込む**「嫉妬妄想」**や、お金や物を誰かに盗まれたという**「盗られ妄想」**が多いようです。

「盗られ妄想」が起こる原因の一つは、**記憶障害**です。本人が「盗まれた」と主張している物を、

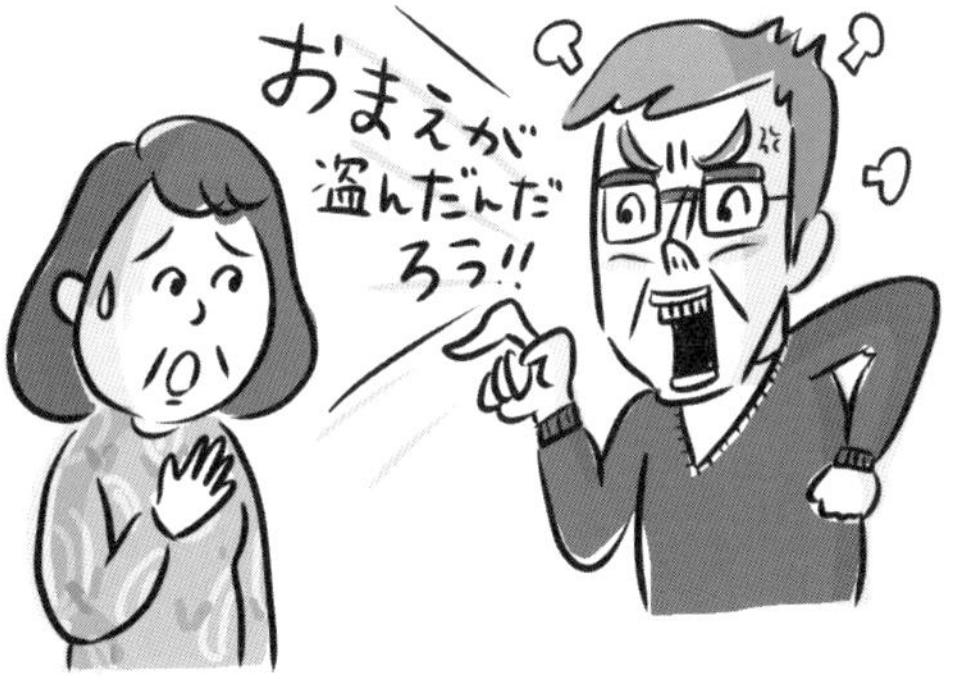

改めて探すと見つかることがあります。この場合は、その物が実在していて、本人がどこかに置き忘れたことが主たる原因です。物忘れがひどくなった状態と考えれば分かりやすいでしょう。

もう一つには、認知症では、理性を司《つかさど》る脳（主に前頭前野）に障害が及び、自己中心的になるからです。自分が探しているものが見つからず「無くなった」と思ったとき、「自分は悪くない」「他者が悪い」と考え、「泥棒が入った」「盗まれた」と主張するようです。

そのとき、犯人扱いされるのは、たいていそばでいつも見守ってくれているはずの介護者です。介護施設であれば、担当の介護スタッフです。実在している物であればよいのですが、いくら探しても見つからず「通帳を盗まれた」「警察に電話しろ」などと騒ぐとなると、たいへんです。

お父様の場合は、自宅介護をされているようですから、お母様が犯人扱いされてしまったのではないでしょうか。身内から泥棒扱いされるのは、さぞかしつらいことと思いますが、病気がそうさせていると理解できれば、状況は好転することでしょう。

Q28

「盗られ妄想」にはどう対応すればよい？

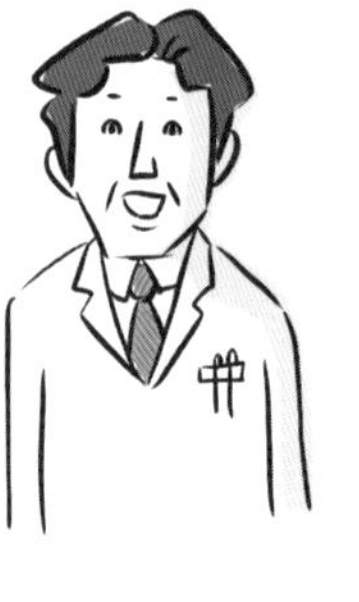

Answer

否定せずに本人の立場に立って考えることが重要です。

介護施設や訪問介護で盗られ妄想が問題になることは多く、その解決策としていくつかのポイントが知られているので、ご紹介しておきましょう。

第1に、妄想だと分かっていても、**本人の主張を否定しない**ことです。本人は本当にそうだと思って話しているわけですから、「勘違いだ」と否定してしまうと、自分の考えを聞き入れてもらえないと感じ、さらに不信感を募らせてしまいます。「そうか」「どうしようか」といって話を聞いてあげるだけでも落ち着きを取り戻せることがあります。

第2に、「盗まれた」といわれても、話を返すときには、**意識して「盗む」という言葉は使わず、**

「無くなった」「見当たらない」という言い回しに置き換えてみることです。もともとは見当たらないから「盗まれた」と思っただけなので、話をしているうちに「盗まれた」という思い込みが薄れてくることがあります。

第3に、**目的の物を探すときは、必ずご本人と一緒に行う**ことです。よかれと思って、介護者が自分だけで探し、「見つかったわよ」と渡したら、「ほら、やっぱりお前が盗っていたんだろう」とさらに疑われることになります。一緒に探しているうちに介護者が見つけたとしても手には取らないで、「あれかしら」と指さし、本人が見て取り戻すという手順をふむのがいいでしょう。また、「見つかってよかったね」と一言かけるだけで、ご本人はあなたを「助けてくれた人」と認めてくれるきっかけになります。

第4に、物を紛失しにくくするためには、**部屋の環境をすっきりさせ、分かりやすい配置にする**ことも有効です。実はご本人が物を置く場所はたいてい決まっていますので、いつもの暮らしぶりを見て、どこに何を置いているかを介護者が把握しておくことも大切です。また、ご本人が見つけやすいように、片付け先を透明の収納ケースに変えたりするのもいいでしょう。

第5に、認知症の妄想は、**孤独感や自分の置かれた状況に対する不安から周りの人の注意を引こうとして起こる**と考えられます。患者さんの声に耳を傾け、共感してあげることで、自ずとトラブルは減ってくるでしょう。

Q29

認知症の母がゴミをため込むのですが…？

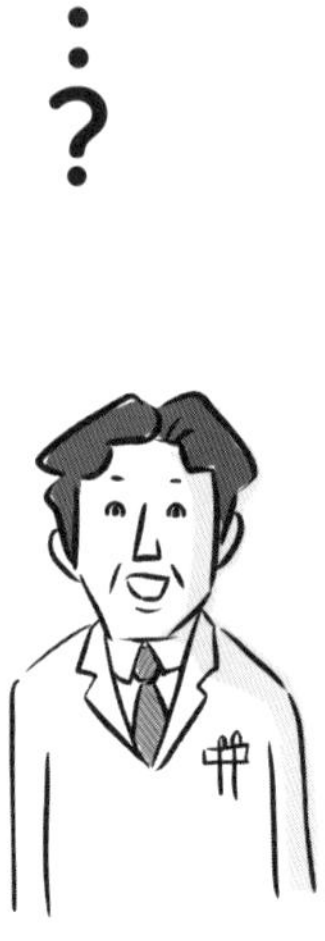

Answer

発症前の性格や発症後の不安・記憶障害などが関係しています。

認知症の行動異常で、介護者を悩ませるものに**「収集癖」**があります。周辺症状の一つです。何を集めるかは人それぞれですが、トイレットペーパーやティッシュを手元にたくさんためる方が多いようです。割りばしやレジ袋を集めたり、外出先でゴミやガラクタを次々と持ち帰る方もいます。

少しくらいなら気にしなくてもよいのでしょうが、部屋が散らかって不衛生になったり、物を外出先で盗むようになると、見過ごすことができません。

収集癖は、その人がもともと持ち合わせている性格や過ごしてきた生活環境などに関連しているので、**起こる理由はさまざま**です。

まず、健康な方でも、「もったいない」という性分で、コンビニで買ったお弁当についていたお手拭きや割りばしなどを捨てないで取っておくという方はいます。もともとそういう性分の人が認知症になったときは、その癖が顕著に現れることになります。

また、「無くなったら困る」と考えて、在庫のつもりでたくさん集めておく方もいます。特に、排泄の問題を抱えた方は、いざというときの不安解消のつもりでトイレットペーパーやティシュを集めているのかもしれません。

特に目的はなくても、「殺風景な部屋より物がたくさん置いてあった方が落ち着く」という方もいます。寂しさを紛らわそうと、ぬいぐるみなどを集める方もいるようです。

そして、**記憶障害**です。集めた物をどこかにしまい込んでは忘れ、また集めてくるということを繰り返すため、考えられないくらいの量がたまっていくことになります。

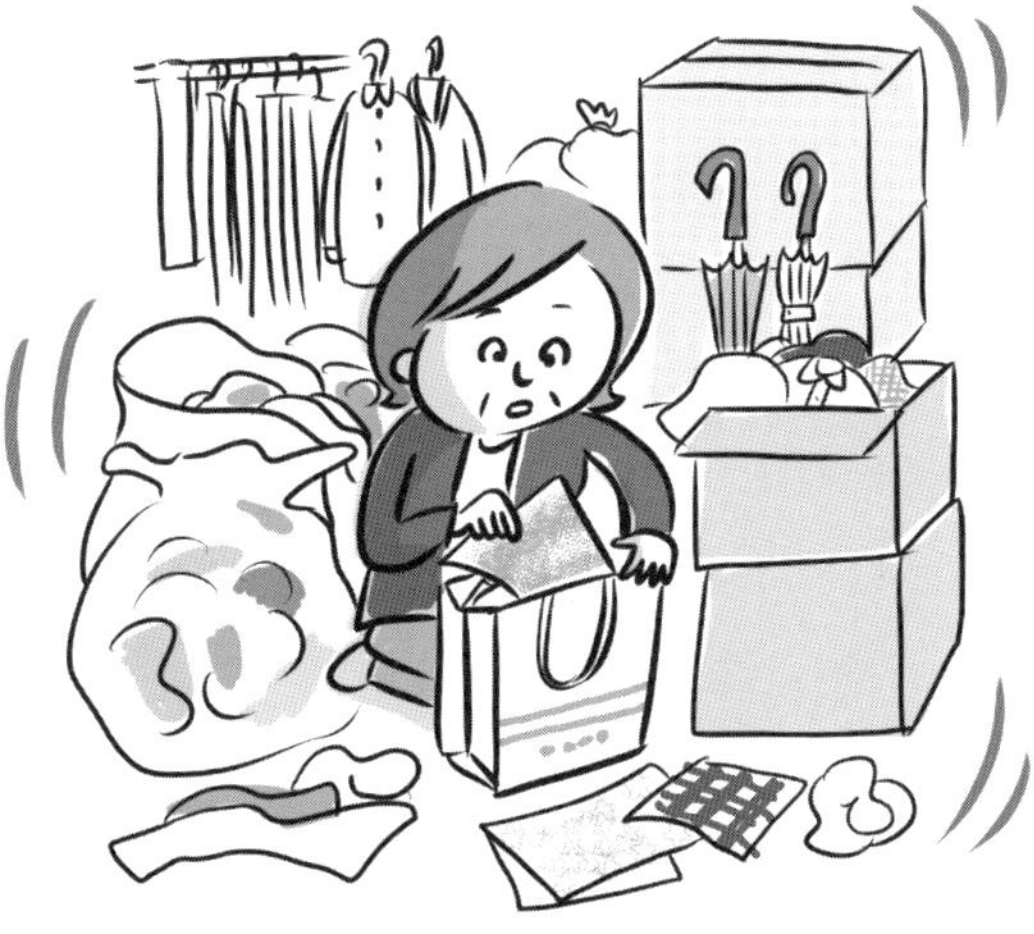

Q30

認知症の収集癖をなくするにはどうすればいい？

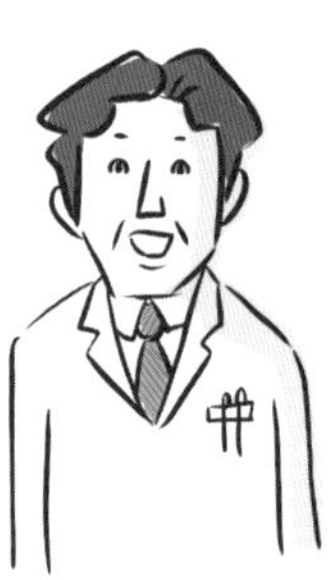

Answer

否定せずに集めている理由を理解するところから解決の糸口が見えてきます。

周辺症状は、起こる人と起こらない人があり、また起こる理由もさまざまです。認知症の種類や進行度に加え、患者さんが持ち合わせている性格や、歩んできた人生経験、現在置かれている状況などの要因が、複雑に絡み合っています。収集癖の場合も、ケースバイケースですが、解決策としていくつかのポイントが知られているので、ご紹介しておきましょう。

第1に、**否定しない**ことです。たとえゴミだとしても、ご本人は必要と考えて集めているのですから、それを否定されると、余計に心を閉ざし、興奮や暴言につながることもあります。逆に「たくさん集めたね」「助かるわ」と同調してみると、解決することもあります。

第2に、**ご本人が「十分集めた」と思う状況をつくってみる**のも手です。例えば、ティッシュを集めてはあちこちにしまっている場合は、収納箱を用意してあげて、そこにティッシュをいっぱいに満たしておくと、それ以上集めなくなることもあります。

第3に、**孤独や不安を解消するように働きかける**ことです。特に、寂しい気持ちを埋めようとして収集している場合には、他の事で気持ちが満たされるだけで収集癖がなくなることが多いようです。例えば、「デイケア」に通うなどして、好きな活動を見つけたり、自宅の中でも自分が頼りにされていると思える仕事ができるといいと思います。会話の機会を増やすだけでも違うはずです。

最後に気をつけていただきたいことは、不衛生や危険でない限りは、**集めた物を勝手に処分しない**ということです。勝手に処分すると、盗られ妄想に発展したり、物へのこだわりが余計に強くなって悪化することがあるからです。

物そのものよりも、「集める」という行為で寂しさや不安を解消しようとしている場合は、処分してよいか確認をとると、すんなりと応じてくれることもあります。

「捨てる」という言葉は使わず「整理しようか？」などと働きかけると、「大切なものの管理を手伝ってくれる人」だと思ってくれて、解決に向かうこともあります。

Q31

歩かせたほうがいいのか
歩かせないほうがいいのか…？

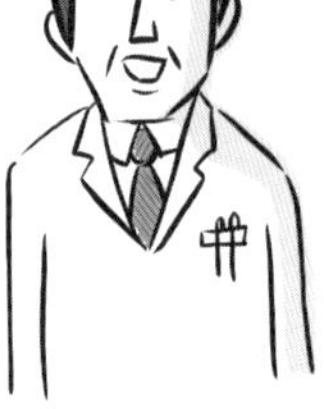

Answer

外出して出かけることは症状の進行を抑えるのに役立ちます。無理のない範囲で行うとよいでしょう。

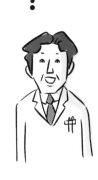

高齢になると誰しも足腰が弱くなるものです。歩けなくなると、楽しみが減ってしまいますし、何より生活に困るようになりますから、できるだけそうならないように、**普段からよく歩く習慣を続ける**ことは大切です。

加えて、**認知症の場合は、「外出して歩く」ことが症状の進行を抑える**のにも役立ちます。アルツハイマー型と診断されていても、その後に脳血管障害を合併すると、急激に認知症が進むことがありますから、生活習慣の改善によって進行しないように防ぐことが必要です。

適度に体を動かすことは、心肺機能を高め、健康維持に役立ちます。認知症になると、不眠や傾眠など睡眠障害が生じることが多いようですが、日中に外出すれば、生活リズムが整い、睡眠障害の改善につながります。

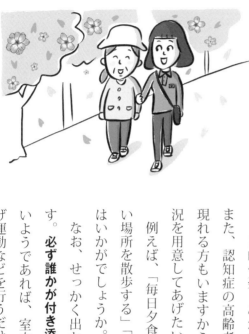

さらには、体と同じで、**脳も刺激がないと、どんどん弱くなります。**外出して家の中とは違う環境にふれ、楽しみながら脳に刺激を与えることができれば、進行しにくくなることが期待できるでしょう。しかし、「歩きなさい」といわれて、その通りにする人はあまりいません。やはり、目的や楽しみがないと、なかなか心と体は動いてくれません。

また、認知症の高齢者は、頑固だったり、わがままな性格が強く現れる方もいますから、ご本人が「行きたい」と思える目的や状況を用意してあげたいものです。

例えば、「毎日夕食の準備のために買い物に出かける」「懐かしい場所を散歩する」「春になったら花見に出かける」などというのはいかがでしょうか。

なお、せっかく出かけても、転倒して骨折でもしたら台無しです。**必ず誰かが付き添い、無理のない範囲で外出しましょう。**難しいようであれば、室内で体操をしたり、いすに座ってできる足上げ運動などを行うだけでもいいでしょう。

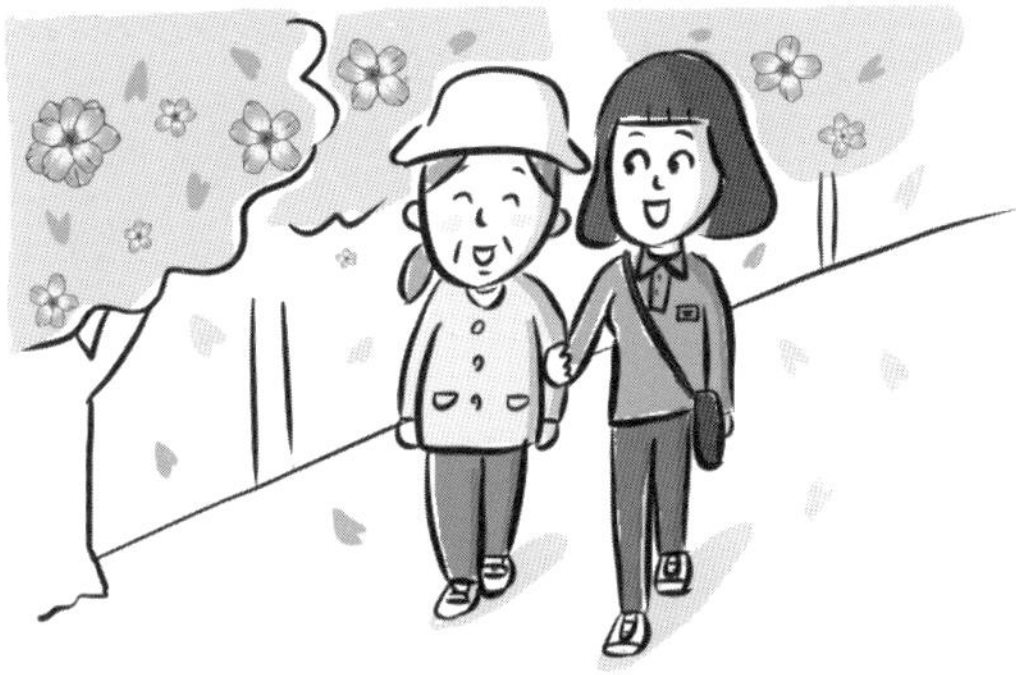

Q32

昼間ウトウトしていて夜は寝てくれませんが…？

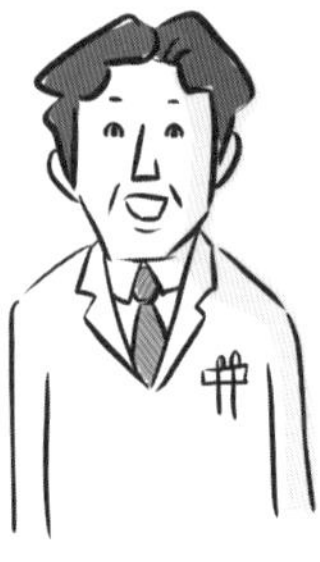

Answer

日中は日光を浴び適度な運動をするなどして、規則正しい生活リズムを取り戻すよう工夫しましょう。

認知症でなくても、高齢になると、さまざまな睡眠障害が出てきます。

例えば、「寝つきが悪い（入眠障害）」「睡眠の途中で起き出す（中途覚醒）」「起床時間が早すぎる（早朝覚醒）」といった不眠症に加え、昼寝が増えて昼夜逆転に陥るなど、睡眠リズムが乱れる方もいます。

そもそも睡眠は脳がコントロールしていますから、認知症で脳の機能が低下すると、さらに睡眠障害が起きやすくなります。**アルツハイマー型認知症高齢者の約４割、レビー小体型認知症高齢者の５割以上に睡眠障害がある**といわれています。レビー小体型では、**「レム睡眠行動障害」**

といって、睡眠中に夢を見ると一緒に身体《からだ》が動いてしまうことがあります。

認知症に伴う睡眠障害は、夜間の徘徊につながるうえ、介護者の睡眠時間も奪ってしまいますから、適切な対応によって改善したいものです。

睡眠障害に対する医学的介入では、睡眠薬を用いることが多いようですが、認知症にはお勧めできません。生活を見直すことから始めましょう。睡眠リズムを整えるカギを握っているのは、**「メラトニン」**というホルモンです。脳の奥の方にある**「松果体」**という内分泌器官は、視神経とつながっていて、目から光刺激が入ってくるとメラトニンの産生と分泌を減らし、暗くなると増やすようになっています。このメラトニンの増減が、覚醒と睡眠の日内リズムを決めています。したがって、日中、特に午前中は外出したり、朝日が差し込むような部屋で過ごす一方、夜になったら明るすぎないように照明の光量を調整するなどして、周りの明暗のメリハリをつけるようにしましょう。

また、日中覚醒を維持すると脳内に睡眠物質がたまり、睡眠を誘うしくみになっているので、長時間昼寝をしてしまうと、睡眠物質が減り、夜になっても睡眠のスイッチが入らなくなります。

昼間ウトウトしてしまうのは「やることがない」からかもしれません。散歩に出かけたり、自分でできる仕事をやってもらうなど、活発に動いていただきましょう。日帰りのサービスを利用し、レクリエーションやアクティビティに参加するのもよいと思います。

Q33

徘徊を繰り返します。何が原因でしょうか？

Answer

見当識障害や記憶障害に加え、不安やストレスが引き金になります。

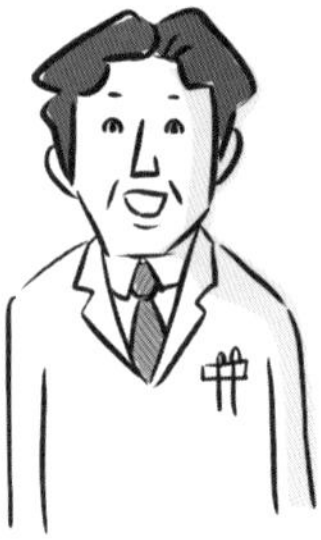

一般に**「徘徊」**とは、あてもなくウロウロと歩き回る行動を指しますが、認知症の徘徊は、何らかの目的があって起こるといわれています。そして、その背景には、認知症の中核症状である**「見当識障害」**と**「記憶障害」**があります。

見当識とは、時間、場所、周囲の人や状況などを認識する機能のことで、この機能に障害が生じると「今日は何月何日か？」「自分が今いる場所はどこか？」などが分からなくなります。

例えば、自宅にいるのにそれを認識できず「家に帰らなきゃ」と思ってしまったり、昼と夜が区別できずに夜に外出しようとしてしまうのは、見当識障害のためです。

さらに、出かけた先で場所が分からなくなり迷います。おまけに、記憶障害のために、そもそも何を目的に出かけたのか分からなくなり、ただひたすら歩き続けることになるのです。

自宅の中ですと、はじめはトイレに行こうと思い立って歩き始めたものの、トイレの場所が分からないことと、そもそも何のために歩いてきたのかを覚えていないことで、家の中をウロウロしてしまいます。

ただし、すべての認知症患者に徘徊が見られるわけではありません。同じ人でも、起こるときと起きないときがあります。つまり、中核症状だけでなく、**環境や精神状態の影響を受けて、徘徊が起きている**ということなのです。引っ越しで周辺環境が変化したり、慣れない場所に出かけたときに感じた不安やストレスが、徘徊の引き金になっていることもあります。

また、**前頭側頭型認知症に特有の徘徊**もあります。

前頭側頭型は、精神の安定を求めるために同じ行動を繰り返す（常同行動）という特徴があります。この特徴が「決まった時間になると家の中を決まったコースで歩く」「大雪でも散歩に出かける」のように、「歩き回る」と受け取られる行動で現れれば、徘徊の一種とみなされます。この場合は同じことだけを繰り返しますから、日頃の行動パターンを把握していれば、ある程度は予測することが可能です。

Q34

徘徊をやめさせることはできるのでしょうか？

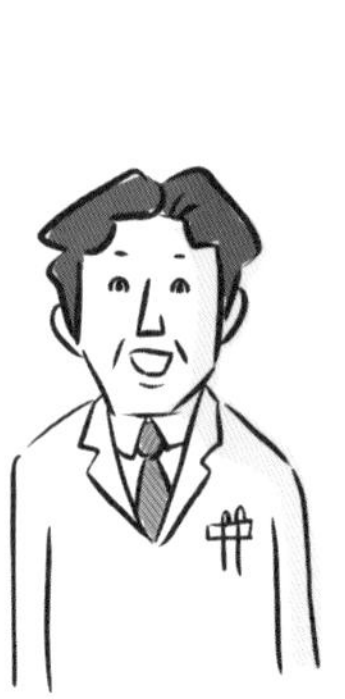

Answer

無理にやめさせようとするのではなく、よく話をして徘徊する理由を理解することが大切です。

徘徊は、**見当識障害**と**記憶障害**によって成り立っています。しかし、同じ程度の障害があっても、徘徊する人としない人がいるということは、**引き金となる環境の変化や不安な気持ちの方が大きい**ということです。

やめさせようとするよりも、ご本人が不安やストレスを感じている要因は何かを検討し、それを解消すべく環境を見直したり、話し方を変えるだけでも、徘徊が減ると思われます。

まずは、**怒らないこと**です。残念ながら、認知症になると、言われたことを理解して言動を改めるのは難しくなりますから、いくら注意しても意味がありません。それどころか、厳しく叱責されると、嫌な気持ちだけが残ります。中には、叱られた経験がもとで、その場所から逃げようとして徘徊に及ぶ方もいます。

どうして歩き回るのかを聞いてあげることです。いろいろ話しているうちに、ヒントが得られることがあります。本人の気持ちが分かれば、原因を取り除いてあげることができるでしょう。

理由がよく分からなかったとしても、自分に共感してくれる人の存在が確認できると、不安が和らぎ、状況が好転する可能性は高いでしょう。

散歩や体操など、日中に適度な運動をすると、体内時計が整い、よく眠れるようになりますから、深夜の徘徊を防ぐことにつながるでしょう。

本人にやれることを仕事として分担してもらうことができれば、「自分の居場所はここだ」と認めることができ、「家に帰る」などということはなくなると思われます。

「デイサービス」を利用することが解決のきっかけとなることもあるでしょう。迎えに来てもらって出かけるという体験が、自宅を自分の居場所だと認める助けになりますし、規則正しい生活リズムをつくるのにも役立ちます。

徘徊が起こる理由は人それぞれですから、ご本人の気持ちを理解しようと丁寧に対応するように努めましょう。

Q35

睡眠薬を使うと徘徊が増えると聞きましたが？

Answer

せん妄によって睡眠障害が起きている場合、睡眠薬は効果がなくかえって夜間徘徊を増やすことがあります。

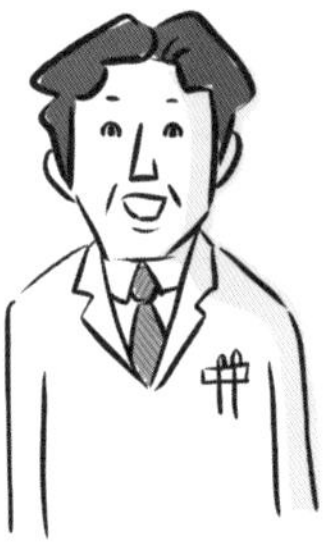

昼夜逆転、夜間徘徊などの問題行動があると、「睡眠薬によって寝かしつけることで解消したい」と考える方も多いでしょう。睡眠薬にもいろいろな種類があるので、睡眠障害が問題となる方に対して、適切な薬を選択・使用し、不眠や睡眠リズムの乱れを改善することは可能です。

ところが、認知症高齢者の場合には、**安易に睡眠薬を用いない方がよい**理由がいくつかあります。

まず、認知症の有無にかかわらず、一般に高齢になると、「麻酔薬」や「睡眠薬」、「抗不安薬」のような中枢神経を抑制する薬が効きやすくなります。したがって、不眠を訴えるからといって、睡眠薬を漫然と使っていると、活動度が低下して日中でももうろうとしたり、睡眠の乱れ

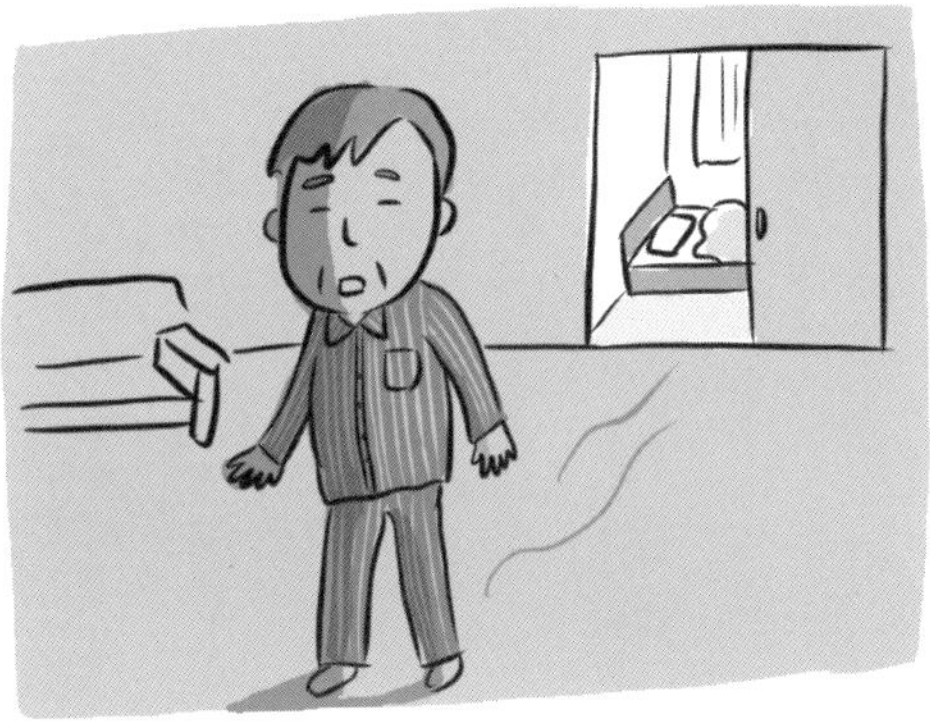

から精神不安定に陥ることもあります。薬が効きすぎて、夜中にトイレに行くために立ち上がったときなどに、ふらついて転倒し、骨折する方も少なくありません。副作用が見られたときには、専門医と相談しながら量を減らすか、徐々に中止した方がよいでしょう。

また、睡眠薬によって不眠が解消されたとしても、認知症そのものには効果がなく、むしろ周辺症状が悪化することによって、進行を早めてしまう恐れもあります。特に注意しなければならないのは、**睡眠障害が「せん妄」によって生じている場合**です。

「せん妄」とは、意識が混濁していながら精神が興奮している状態です。まるで夢を見ているときのような感じで、ぼーっとしていて呼びかけに応じない一方で、**「幻視」**（いない人が見える）や**「見当識障害」**（時間や場所が分からなくなる）を伴います。

せん妄は夜になると強まるので、精神の興奮が不眠をまねきますし、昼夜を勘違いして外出するなど徘徊の原因になります。

実は、**こうしたせん妄に対して、睡眠薬は効果がなく、症状をかえって悪化させることがあります。**せん妄は意識低下によって起きているので、睡眠薬によって意識レベルをさらに低下させると、よけいひどくなると考えられます。

Q36

介護は自宅と施設のどちらがよいのでしょうか？

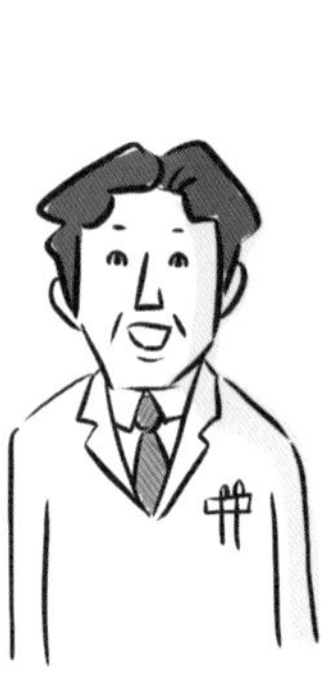

Answer

それぞれによい点があります。

アルツハイマー病やレビー小体病などの**脳神経変性疾患**は、残念ながら現在の医療では、**進行を止めることはできません。**しかし、**適切な治療やケアによって、進行を遅くすることはできます。**そのとき、いかにして**孤独感や不安を解消してあげられるかがポイント**となります。

健康な人でも、だんだん年を取ると、「昔のことには慣れているけれど、新しい社会の変化にはついていけない」と感じることは多いでしょう。認知症になると、認知・記憶障害が生じるため、その傾向がより強く、新しいことが苦手になります。その代わりに、昔の記憶や一度身につけたことは、初期段階であればしっかり残っています。ですから、ご本人は、だんだん自分にできないことが増えていることを感じながらも、今まで暮らしてきた環境の中で、過去の経験を生かして、できることを続けていくことができれば、心のバランスをはかることができます。

引っ越しなどによって生活環境が変わってしまうと、いきなり「分からないこと」「できないこと」だらけになってしまい、孤独感や不安が増幅されてしまいます。この点では、**在宅**の方がよいと思います。**家族の温もりを肌で感じながら、地域や近所付き合いの中で自分の存在感を確かめる**ことができれば、この上ないでしょう。

しかし、現実はそううまくいきません。いくら家族といえども、四六時中そばにいて見守ることは難しいですし、家族だからこそ、次々起こる問題に対して感情を直接ぶつけあってしまい、関係が悪化することもあります。

そのためには、**施設**の利用もよいでしょう。体の自由が利かない高齢者の活動を助ける設備や環境が整っていて、**複数の専門スタッフが交代で24時間見守ってくれます。**また、ご本人のよい面だけを見ることができるようになるのは、大きなメリットです。

ただ、ご本人が嫌がるのに入所させてしまうのは好ましくありません。地域や経済的条件などによってさまざまですが、よく話をして、ご本人が安心できる環境を用意できるとよいでしょう。

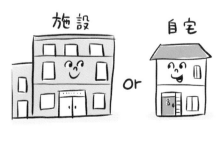

Q37

「デイサービス」に通うと認知症が治るでしょうか？

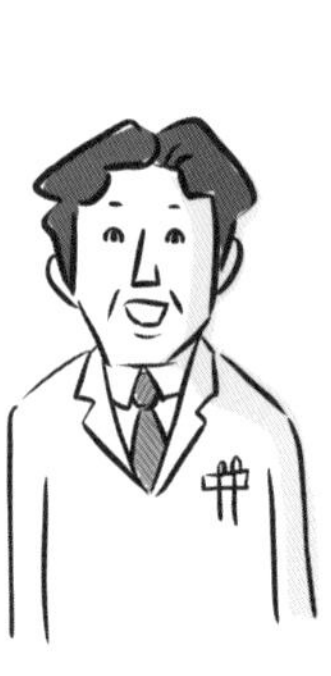

Answer 症状が落ち着いたり、家族の助けになります。

デイサービスは、**「通所介護」**とも呼ばれ、送迎バスで専門施設に通い、さまざまなレクリエーションに参加したり、食事や入浴などの生活援助を併せて受けることができるサービスです。治療を目的としているわけではないので、**デイサービスに通っても認知症が完治することはありませんが、ご本人にとってもメリットはいくつかあります。**

なかなか自宅を出たがらなかった方が、**外出する習慣**が身につきます。施設によっては**リハビリ**を行ってくれるので、元気を取り戻すことができます。日中に活動する機会が増えるので、**睡眠リズムを改善**することにもつながります。一緒に食事をしてくれる人がいるので、**食欲**もわきます。専門スタッフが介助してくれるので、**安心してお風呂に入る**ことができます。
そして何より、**施設のスタッフや他の高齢者との交流によって一日を楽しく過ごす**ことができれば、**精神の安定が図られ、結果的に認知症の症状が軽減される**ことです。

ただ、認知症高齢者は、新しいことが苦手です。利用し始めるときに拒否したり、施設に馴染めず、かえって精神的に乱れる方もいらっしゃいます。長時間いると疲れてしまう方も少なくありません。また、施設内にはいろいろな方がいらっしゃるので、人間関係のトラブルに巻き込まれることもあります。

大切なことは、ご本人が望んで通えているかどうかです。デイサービスでの環境や過ごし方は、施設によって異なります。ご本人の性格や症状によっては、大きな施設より小規模の方が合うこともあります。ご家族の方は、施設での様子をよく把握し、最適な環境を確保してあげるように努めましょう。また、デイサービスとは違う介護施設の利用法に、**「ショートステイ」**もあります。在宅介護中の高齢者の状況に応じて、介護者の負担軽減や一時的に介護ができない場合に介護をお願いする目的で、短期間施設に入所し、日常生活全般のサポートを受けられるサービスです。

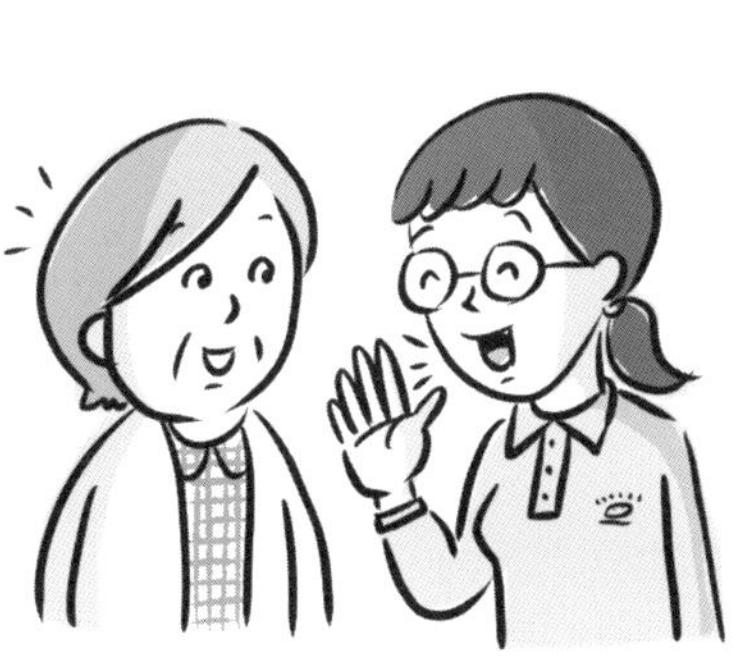

Q38

同じ失敗を繰り返されると怒ってしまいますが…？

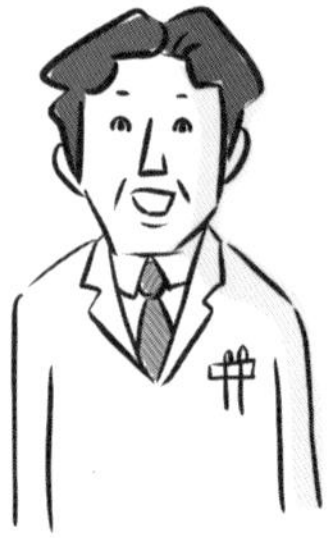

Answer 無理をせずに、怒りたいときは怒ってもかまいません。

認知症患者への対応では、何事においても**「怒らない」ことが基本**とされています。同じ話を繰り返しても、怒らずに、初めて聞いたふりをして聞いてあげる。盗られ妄想で犯人扱いされても、怒らず、同調してあげる。収集癖でゴミをため込んでいても、否定しない。徘徊を繰り返しても怒らない。確かに理想はこうです。

しかし、介護者も人間です。我慢にも限界があります。**無理をしすぎて、「介護うつ」になってしまうことだけは避けていただきたいです。**

うつになりやすい性格もありますので注意が必要です。「社交的・外交的で何事にも積極的に取り組む人」「まじめで正しくあろうとがんばる人」「与えられた仕事を完璧にこなそうとする人」『人のために役立ちたい』と思う人」など……。意外かもしれませんが、このようなタイプの人たちが危ないといわれています。実は、「自分を犠牲にしてでも人のためにがんばろうとする気持ち」が、知らず知らずのうちにストレスをためることになるのです。

どうにも我慢できないときは、怒っても大丈夫です。毎日のように患者さんを叱責し続けるようなことはいけませんが、少し怒ったくらいで、認知症が悪化することはありません。

とにかく一人で解決しようとがんばらないことです。配偶者、兄弟、子ども、孫など、遠慮せず家族を巻き込んでしまいましょう。グチを聞いてもらうだけでも、心が軽くなるに違いありません。家族に協力してもらえないときは、友人や、ケアマネージャー、介護士など介護の専門家に話を聞いてもらうといいでしょう。

最近は、**「認知症カフェ」**といって、認知症の人やその家族、地域住民、介護や福祉などの専門家などが気軽に集い、情報交換や相談、認知症の予防や症状の改善を目指した活動ができる場所が各地域にできています。

また、認知症は、病型によってケアの仕方が違ってくるので、**「レビー小体型認知症サポートネットワーク」「若年性認知症家族会」**などの団体も設立されています。無理をせず、このような会に参加して、同じような悩みを持った人たちと気持ちを共有しあうのもよいと思います。

Q39

高齢の父に車の運転をやめてもらいたいのですが…？

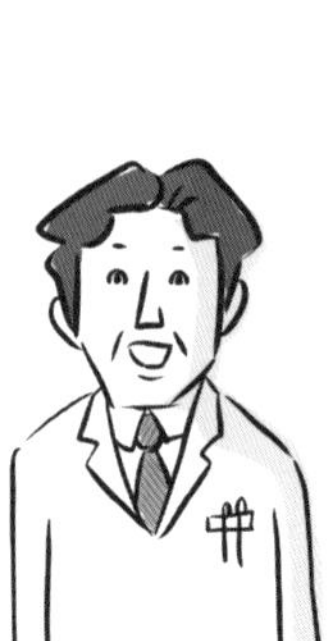

Answer

家庭内で解決するには限界があります。社会の制度を変えるべきと思います。

近年、わが国の交通事故による死亡者数は、年々減少傾向にありますが、その一方で**高齢ドライバーが引き起こす事故の割合がどんどん増えています。**

犠牲になった人、そしてご家族の無念さは計り知れません。加えて、これまで何の問題もなく人生を歩んでこられた高齢者が、人生の終盤で期せずして「犯罪者」になってしまうのは、何とも理不尽で、避けなければならないと思います。このため、「高齢者はできるだけ運転免許を返納したほうがよい」という議論が進んでいます。

年をとると、運動能力と判断力が衰えるのは紛れもない事実であり、「自動車運転が難しくなる」という点に異論を唱える人はいないと思います。それなのに、高齢になればなるほど、「運転に自信がある」と主張する人が増えてきます。なぜでしょうか?

その背景には、**メタ認知力の衰え**が関係しています。メタ認知力とは、**自分がどういう状態にあるかを客観的に認める能力**のことです。メタ認知力が低い方は、周囲が「危ない!」と忠告しても、聞き入れようとしません。実は、「自分は大丈夫だ!」という人ほど、自分のことが分かっておらず、全然大丈夫ではないのです。極端にいえば、自信がある人ほど、運転免許を取り消すべきなのです。

運転免許を返納できない理由として、「車が運転できないと生活が成り立たない」という主張もありますが、私はそんなことはないと思います。車がない時代の人たちは車がないなりに生活をしていました。今だって、自分で車を運転しなくても、一人で暮らしている高齢者の方もいます。単に便利な暮らしに慣れてしまっているだけで、他にも暮らし方があるということを忘れているのではないでしょうか。

ですが、「誰かが代わりに運転する」とか、「タクシーを利用する」とか、「自動車を使わなくても暮らせる場所に移り住む」といった方法で解決できればいいのですが、住んでいる環境や家庭ごとに事情が異なるために、そう簡単にはいかないでしょう。

これ以上、犠牲者を増やさないためには、**社会制度で解決していくしかない**と私は思います。

Q40

高齢者の自動車運転についての制度は今度どうなる？

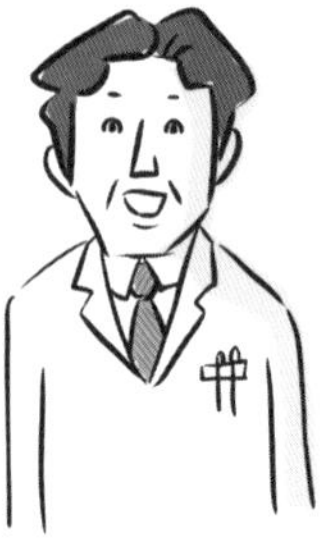

Answer

運転免許の自主返納の推進と、高齢者が自ら運転しなくても暮らせる制度作りが必要でしょう。

「交通事故を起こすのは高齢者だけじゃない」という主張もありますが、**若年層と高齢層には決定的な違い**があります。

若年層のドライバーは、免許を取り立てで不慣れだったり、若さゆえの無謀な運転をする人もいますが、**年齢を重ねるにつれて事故率は減っていきます。**それに対して、**高齢者ドライバーは年齢を重ねていくにつれ、運動能力と判断力の低下により、確実に事故率が上がっていきます。**

ですから、少しでも危ないと疑われる高齢者には、自動車の運転をやめていただくべきなのです。

こうした背景をうけて改正された道路交通法が２０１７年３月から施行され、75歳以上のドライバーは全員、3年ごとの免許更新時に「認知機能検査」を受けることになりました。時間の見当識、記憶力、判断力に関した簡単な検査によって、認知症の恐れがあると判定された方は、医師の診断を受けなければなりません。認知症が判明した場合は免許取り消し等の対象となることになりました。また、検査を受けない人も処分対象になります。

警視庁の発表によると、施行後の約1年間で検査を受けたのは約210万人で、そのうち「認知症の恐れ」とされた方が約5万7千人、最終的に1836人が免許取り消し、56人が停止処分、さらに1515人が取り消しなどの手続き中となっています。

強制的に免許を取り上げるだけでは、無免許運転する方も出てくるため、できれば自ら運転をやめる決断をしてもらうのが望ましいと思います。

「運転免許自主返納」は、平成10年（1998年）から導入された制度で、自主返納した方には、公的な身分証明書として使える「運転経歴証明書」というカードが支給されます。

自主返納は何歳でもできますが、高齢（自治体により65歳、または70歳以上）の方は、さらなる特典として、バスやタクシー、鉄道、ホテル、レジャー施設などが割引価格で利用できます。貯金の金利を優遇してくれる銀行もあります。

今後はさらに、**高齢者が車の運転を必要としない社会制度の整備**が行われていくと思います。

COLUMN

2

認知症加算とは？

つい最近「妊婦加算」という医療費のことが、大きなニュースとして取り上げられました。子育て世代に負担を強いる、とんでもない制度改正だと批判が集まり、あっという間に凍結されてしまいました。もともと「ご褒美（報酬）をあげるから、妊婦さんには特別に配慮するよう努めてください」というメッセージとして、厚生労働省は「妊婦加算」という制度を導入したのですが､これを取り消すということは、逆に「妊婦さんに特別な配慮はしない」とならないか心配です。

実は、このように報酬を「加算」するという制度は、いろいろな形ですでに行われています。認知症に関しても､すでにたくさんの「加算」が行われていて、患者及び家族が一部負担しているのですが、そのことを把握している人は少ないかもしれません。

一般に医師は、患者を診ることで、国の基金から「診療報酬」を受け取っていますが、認知症に関連した特別な対応をした場合には、「認知症療養指導料」「認知症専門医療機関連携加算」「認知症専門診断管理料」「認知症サポート指導料」などの「診療加算」を上乗せした報酬を得ます。また、介護保険適用の介護サービスを提供した事業所や施設が、認知症に関連した特別なサービスを行った場合には、「認知症加算」「認知症ケア加算」「認知症専門ケア加算」「若年性認知症利用者受入加算」「認知症行動・心理症状緊急対応加算」「認知症短期集中リハビリテーション実施加算」など実に多くの加算が認められています。いずれも、1割は患者さんが支払っています。

人々が一生懸命働いて支払った公的医療保険金や介護保険金を有効活用するためにも、支払っている費目を知らないというのはよくありません。もちろん認知症の患者本人は、医療費や介護費については分からないでしょうから、認知症のご家族をお持ちの方は、診療費や介護費の明細書に目を通して、請求されているだけのサービスが本当に提供されているかをチェックすることをお勧めします。

PART 3

認知症の治療法

Q41

「アリセプト®」という薬について知りたいのですが？

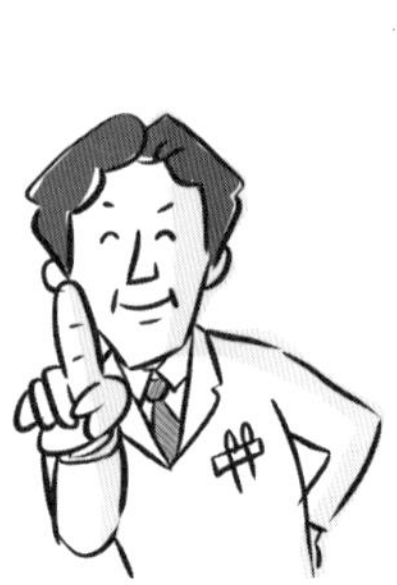

Answer

認知・記憶に関わるアセチルコリンという神経伝達物質を持続的に働かせます。

脳の神経細胞は、**「軸索」**と呼ばれる、長い腕のような構造を持っており、その終末から**「神経伝達物質」**と総称される化学分子を放出することによって、他の神経細胞に情報を伝える機能を果たしています。つまり、神経伝達物質は、あなたが誰かに何かを伝えたいときに使う「声」のようなものです。

脳内で働く神経伝達物質は、何十種類もありますが、そのうち認知・記憶に関わるものとして**「アセチルコリン」**が知られています。

アルツハイマー病を発症すると、原因不明に脳が委縮してしまいますが、どんな種類の神経細胞がダメになっているかを調べたところ、アセチルコリンを放出するタイプの神経細胞が特に減っていることが、1980年ごろに明らかにされました。そこで、アルツハイマー病で認知・記憶力が衰えるのは、アセチルコリンが働かなくなってしまうためで、それを補うような薬があれば、症状を改善できると考えられるようになりました。

この仮説に基づき、1993年にアメリカで**「タクリン」**という薬が発売され、アルツハイマー病の治療に用いられるようになりました。通常、アセチルコリンは、神経細胞外に放出されても、速やかに**「コリンエステラーゼ」**という酵素によって分解され、非常に短い間しか働かないようになっていますが、タクリンは、この分解酵素を阻害することによって、脳内のアセチルコリンが持続的に働くようにできる薬でした。小声でも「エコー」をかけると、音が反響してよく聞こえるようなものです。

しかし、タクリンは、認知・記憶力の改善には効果があったものの、肝障害を引き起こすことが明らかになり、使用されなくなりました。タクリンに代わって登場したのが、**「ドネペジル（販売名：アリセプト®）」**です。

タクリンと同じように、コリンエステラーゼを阻害する薬ですが、タクリンに比べると副作用が少ないので、発売から20年近く経った今なお、アルツハイマー病の治療に用いられています。

Q42

「アリセプト®」を飲むと吐き気がするのはなぜですか？

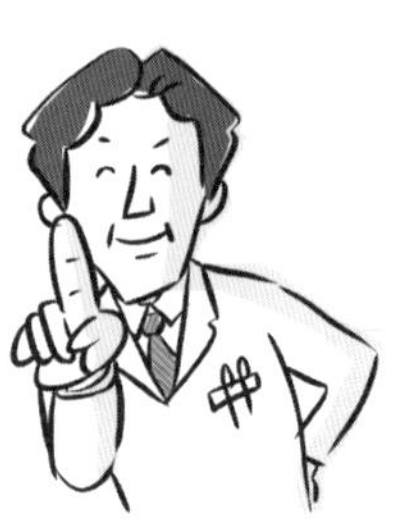

Answer 副作用として胃腸の動きに影響があるからです。

前の質問でお答えしたように、ドネペジル（アリセプト®）は、神経伝達物質アセチルコリンを分解するコリンエステラーゼの働きを抑えることによって、アセチルコリンが持続的に働くようにする薬です。

アセチルコリンは、脳だけでなく、副交感神経の伝達物質として働き、末梢臓器の機能も調節しています。ドネペジルは、同じコリンエステラーゼ阻害作用を持つ他の薬に比べると、脳移行性がよく、副作用は少ない方ですが、末梢臓器においてもアセチルコリンが持続的に働くように変化させてしまいます。

本来、アセチルコリンは、胃腸管の動きを活発にするように働いていますが、ドネペジルがコリンエステラーゼを阻害すると、アセチルコリンが持続的に作用して、**胃腸管の緊張が高まり、かえって動きが悪くなります。**そのため、食べたものが胃腸管に停滞しやすくなり、副作用として胃もたれ、吐き気、腹痛、下痢、食欲不振などの消化器症状が現れるのです。

アリセプトによる消化器症状は、投与初期に発現しやすいのですが、**毎日飲んでいるうちに慣れが生じ、なくなることが多い**とされています。このため、初めの1～2週間は、できるだけ消化器症状が出ないように、比較的少ない薬用量（3㎎）を使い、問題がなければ、それ以降は多めの薬用量（5㎎）を使うことになっています。

薬の効き目には個人差がありますので、副作用が現れたときの対処はさまざまです。中には飲み始めて数日で激しく吐いて寝込んでしまう場合もあり、特に高齢者は注意が必要です。症状が重いときは、一時的に薬を飲むのをやめて、副作用がおさまるのを待ちます。症状が軽いときは、薬を飲み続けていてもおさまることもありますし、胃腸薬の併用が有用な場合もあります。

副作用が出るのは、ありがたくないことですが、薬が体に効いているという証でもあります。病気に対する治療効果というメリットと、副作用というデメリットのバランスを考慮しながら、上手に使うことが大切です。困ったときは、専門医や薬剤師に相談しましょう。

Q43

「アリセプト®」が「レビー小体型」にも使われるようになった？

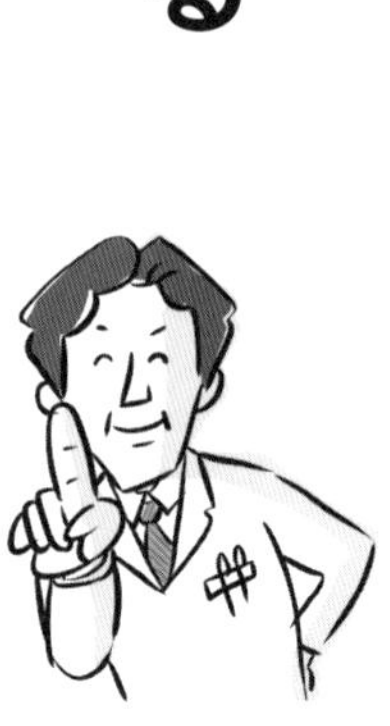

Answer

２０１４年から保険適用されることになりました。

ドネペジル（アリセプト®）は、アルツハイマー病に伴う記憶・認知障害の改善に効果があると認められ、**アルツハイマー型認知症の治療薬**として用いられてきましたが、認知症はアルツハイマー型だけではありませんので、他の病型にも使えるかどうかが研究されてきました。

そして、臨床試験の結果、レビー小体型認知症に対しても、有効性と安全性が確認できたことから、２０１４年より**レビー小体型にも保険適用**されることになりました。

手の施しようがなかったレビー小体型に、新たな治療の選択肢が加わったことは、喜ばしいと思います。ただし、レビー小体型にドネペジルを用いる上で、注意しなければならない点があります。

まず、**レビー小体型は、認知機能の変動が激しい**という特徴があります。症状がよくなったり悪くなったりを日々繰り返す傾向があります。したがって、レビー小体型に用いても、その効果を実感できないことがあるかもしれません。

また、**レビー小体型の方は、さまざまな薬に過敏で、副作用が出やすい**傾向があります。これは、ドネペジルにも当てはまります。

ドネペジルは通常、消化器系の副作用を回避するために、1日3mgという少量から服用を開始し、原則として1～2週間後に1日5mgへ増量して使うよう定められています。レビー小体型認知症に対しては、臨床試験で1日10mgの有効性が証明できたという理由で、製薬会社からは**「1日10mgで使う」**よう通達されています。しかし、現実には、レビー小体型に1日5mgを与えただけでも、攻撃性が頻繁に現れます。

もともとドネペジルは、脳を活発にするよう働く薬ですから、**副作用として怒りっぽくなったり興奮して暴言・暴力が現れる**ことがあります。レビー小体型の場合は、この副作用がより強く出やすいと考えられます。

専門医とよく相談し、症状の変動に注意しながら、薬の量を調整して使うことをお勧めします。

Q44

「レビー小体型」に使えるのは、アリセプト®だけ？

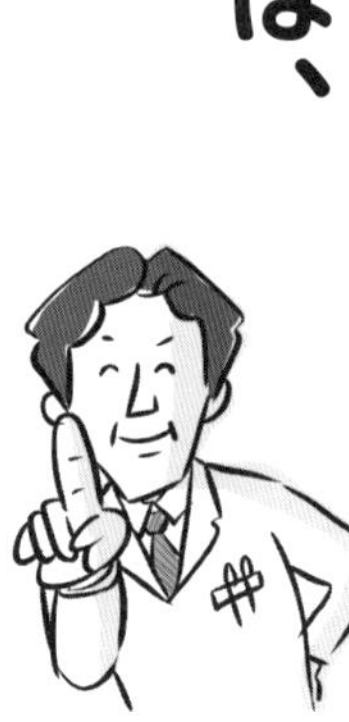

Answer

保険適用外ですが「リバスタッチ®」が用いられることもあります。

レビー小体型認知症の進行抑制に用いられる治療薬として保険適用が認められているのは、今のところ**ドネペジル（アリセプト®）**だけですが、アルツハイマー型に対しては、他にも、**「リバスチグミン」「ガランタミン」「メマンチン」**という薬も適用が認められています。ドネペジルと同じように認知機能を改善する効果が期待されているので、レビー小体型にも用いることは可能ですし、実際に処方している専門医も少なくありません。

特に、リバスチグミンは、**「リバスタッチパッチ®」**という貼付剤が販売されており、薬を含んだ小型のシールを皮膚に貼って使えるという特徴があります。薬を飲むのが難しい方にも使えますし、飲み忘れを防げるというメリットもあります。加えて、4・5mg、9mg、13・5mg、18mgという用量の異なる4種類のシールが用意されているので、症状の変動が激しく、薬の量を微調整する必要があるレビー小体型の方には好適です。ただし、レビー小体型と診断された方に用いる場合は保険が適用されないので、薬代が高めになってしまいます。

また、レビー小体型の特徴は、手足の震えや動作緩慢などのパーキンソン症状と、幻視が頻繁に起こることです。

パーキンソン症状は、脳神経変性疾患の一つであるパーキンソン病で特徴的に見られる症状で、運動を調節する脳領域において**ドーパミン**という神経伝達物質がうまく働かないために起こると考えられるため、ドーパミンを補う薬が用いられます。これと同じ薬が、レビー小体型認知症に伴うパーキンソン症状にもよく効きます。

ただし、根本的に治るわけではなく、規則正しく飲み続けることで症状が出ないように抑えるだけです。とはいえ、体の動きが少し楽になるだけで、生活は大きく好転します。

幻視は、多くの精神疾患でも見られ、精神活動を調節する脳領域においてドーパミンなどの神経伝達物質のアンバランスが生じるために起こると考えられるので、まれに**抗精神病薬**が用いられることがあります。ただし、副作用が強く出やすいことを考慮して、量を調節しながら用いなければなりません。

Q45

薬の多くはどうして食後に飲むのですか？

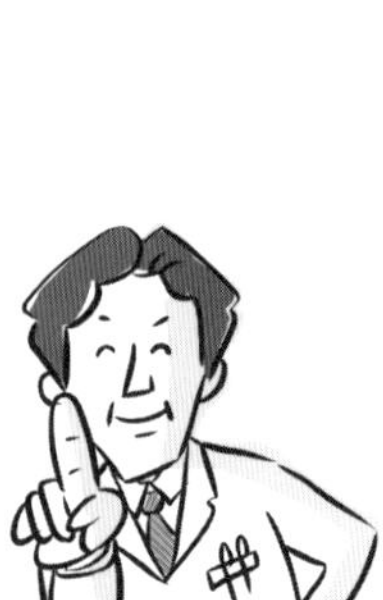

Answer 食事の影響を考慮したり、飲み忘れを防ぐためです。

もともと私たちは、口から水や食べ物を摂取し、必要なものを腸から吸収して体内に取り込みます。薬の成分を体内に取り込んで病気を治したいときにも、口から飲むのがもっとも一般的な方法になります。認知症の治療に用いられるのも、飲み薬が多いです。

薬局で薬をもらうときには、「食前」「食直前」「食直後」「食後」「食間」など、薬を飲むタイミングを指示されますが、その意味を理解している方は少ないかと思います。

食事を中心に区別されているのは、薬の効き目が、食事に左右されることがあるからです。

例えば、糖尿病の方が糖分摂取を減らすために、食べ物に含まれる糖分の吸収を抑える薬を飲むことがありますが、これは「食直前」に飲まないと意味がありません。食後に糖分が吸収されてから飲んでも手遅れだからです。ちなみに、「食間」は、食事の最中という意味ではありません。**食事と食事の間、つまり食事が終わってから2時間くらい経った、空腹の時を指します。**

例えば、クレメジン®という活性炭製剤は、腸内の尿毒素を吸着するために使いますが、食べ物や他の薬も吸着してしまうので、「食間」に飲みます。

ご質問の「食後」は、食事が終わって30分以内を指します。**食事が終わってすぐに飲むのは「食直後」といい、「食後」とは区別されるので、「食後」と指示されたときは、食事が終わって少し落ち着いてから飲むのが正解です。**食後30分くらいまでは、まだ胃の中に食べ物がありますので、空腹だと胃を荒らしてしまうような薬を飲むのにはちょうどいいタイミングです。また、胃が活発に動いているときは、飲んだ薬が胃に停滞せず、早く腸に送られ、吸収されやすくなります。

しかし、薬の中には食事に影響されないものもあります。そのような薬はいつ飲んでもいいのですが、「6～8時間の間隔で1日3回飲む」ためには、「1日3食」という日本人の生活習慣に合わせるのが好都合なので、「食後」に設定しているのです。ですから、「食べてないから薬を飲んではいけない」とは限りません。

また、食事の間隔が極端に短いときは、2回目の食後に飲まないほうがよいこともあります。薬によっても違うので、どう判断していいのか分からないときは、薬剤師に相談しましょう。

Q46

効果が実感できないのに薬を飲み続けなければならない？

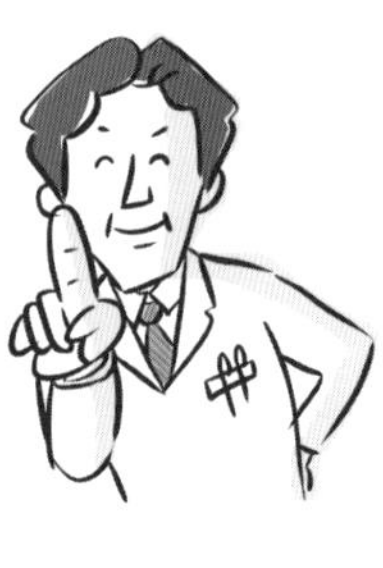

Answer 専門医と相談のうえ、中止するという選択肢もあります。

現在用いられているドネペジル（アリセプト®）などのアルツハイマー型認知症治療薬は、**「一度使い始めたら、中止しないほうがよい」**といわれています。それは、これらの薬が対症薬であり、一見症状が改善したように見えても病気の進行は止まっていないため、急にやめると、悪化した症状が現れてくるからだと説明されています。

「効いているように感じられないので中止してよいか」と相談すると、「効いているから今の状態を保てている。やめるとひどくなる」と答える医師もいることでしょう。そういわれると「きちんと薬を飲んでいないとひどくなる」「やめたらいけない」と思い込んでしまう方も多いでしょう。

しかし、**中止を検討するのは決して悪いことではありません。**

薬は、体のどこかに作用して、その機能を変化させることができる化合物ですから、病状を改善する効果だけではなく、好ましくない副作用が必ず出てきます。

例えば、ドネペジルならば、胃腸の不調を訴える方が少なくありません。認知症に効果があまりなく、副作用ばかり出てしまうようなときは、薬を飲むのをいったん中止するべきです。胃腸の調子がよくなってから再開するか、他の薬に切り替えてみるなどの選択肢があります。

また、ドネペジルを使っていると、周辺症状が悪化してくることがあります。

例えば、落ち着きがなくイライラしたり、興奮しやすくなる方がいます。脳を活発にするように働く作用が強く現れたためと思われますが、見方を変えれば、ドネペジルが本当に効く薬である証しでもあります。こうした興奮症状は、ドネペジルを減量または中止すると収まります。

アルツハイマー型認知症と判断されると、一律にドネペジルが処方される傾向にありますが、**認知症は成り立ちが複雑ですから、改善してくれるはずの薬が症状を悪化させる原因になることもある**のです。状況に応じて、中止を選択する勇気も必要だと私は思います。

ただし、素人判断は禁物です。きちんと専門家に相談するようにしてください。

Q47

フランスで「認知症の薬が保険適用外になった」と聞きましたが？

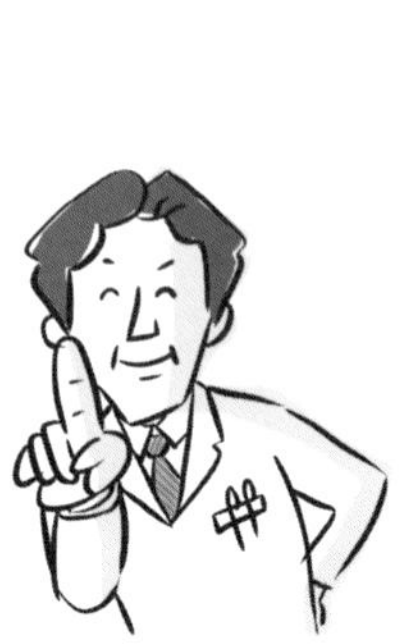

Answer

国の医療保険でカバーするほどの有益性がないとフランスは判断したようです。

2018年6月、**フランスの保健省は、認知症の治療に用いられている4種類の薬を、国の医療保険の適用対象から外す方針を発表**しました。そして、実際に8月からそうなりました。対象となった薬は、「ドネペジル」「ガランタミン」「リバスチグミン」「メマンチン」です。これらの薬は、日本でもアルツハイマー型認知症治療薬として用いられているので、どうしてそのようになったのかは気になるところです。

フランスでは、医療保険のムダ遣いを減らすために、医薬品の価格や保険でカバーする割合を、必要に応じて見直しています。今回対象となったアルツハイマー型認知症治療薬は、7年前に**「薬**

を使わない場合と比べて差が少なく、有用性が低い」と評価され、保険で支払われる割合が15%まで引き下げられていました。今回再び、「**医療上の利益が不十分**」と評価され、**完全にゼロとなったわけです。**

確かに、これらの薬は、あくまで対症薬であり、効果が限定的で個人差があるのは事実です。全体として見たときには、対費用効果が少ないかもしれません。しかし、中には効果を実感し、助けられた患者さんやご家族もいます。今回のような決定は、薬を必要とする一部の人の負担を増やしてしまうことになるので、不公平な措置だと私は思います。保険制度を有効活用する最善の策は、当該の薬が有用とみなせるケースとみなせないケースを区別し、有用なケースだけに手厚く保険適用を認めることではないでしょうか？

今回のフランスで問題視されたことの一つに、「臨床試験で薬を投与された患者は比較的若い人たちで、実際に用いられている患者はもっと高齢であることから、有効性のエビデンスが直接的でないうえ、副作用が発生しやすいと懸念される」という説明がありました。ならば、使用してよい患者の範囲を限定すればよいわけで、何もすべての患者に自己負担を強いる必要はありません。

医療は「森を見て木を見ず」ではいけないと思います。

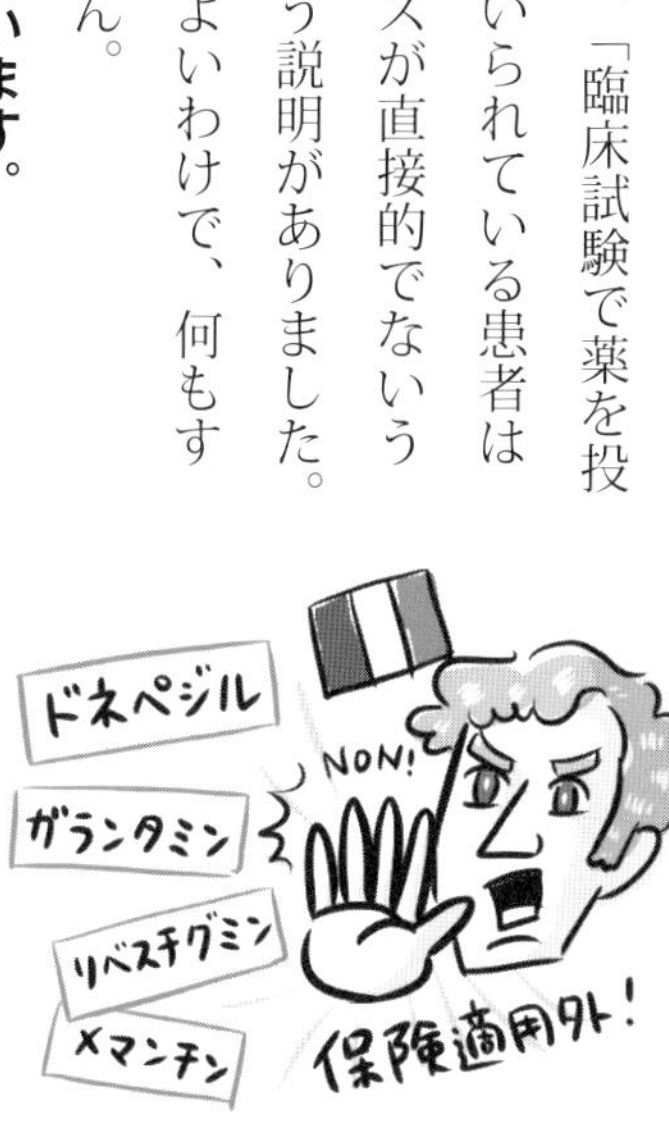

Q48

「アルツハイマー病」のワクチンができたと聞いたことがありますが？

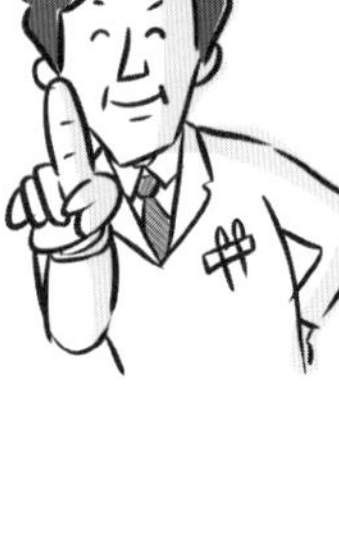

Answer

まだ開発段階です。

ワクチンといえば、インフルエンザなどの感染症に対する予防対策として知られていますが、「アルツハイマー病は、細菌やウイルスが感染して起こる病気ではない」とされていますので、なぜワクチンが使われるのか、不思議に思うことでしょう。１９９９年ごろに、初めてそのアイデアを耳にした私自身も驚きました。

そもそも、ワクチンとは、「細菌やウイルスを死滅させた残骸、もしくは弱毒化したもの」です。本物の細菌やウイルスと違い、ワクチンは増殖しないので、危険ではありません。そこで、わざとワクチンを注射して体の中に入れると、私たちに備わっている「免疫」のしくみが発動し、細菌やウイルスをやっつけられる「抗体」が作られ、「抵抗力」がつきます。

つまり、ワクチンの予防接種は、「強い相手に勝てる力をつけるために、前もって弱い相手と練習試合をして戦い方をマスターしておこう」というようなことです。

一般に、抗体は、自分にとって「異物」とみなせるタンパク質に対して作られます。アルツハイマー病の原因物質と考えられているアミロイドβタンパク（Aβ）もタンパク質ですから、これを注射して、私たちの体に備わった免疫システムが「異物が入ってきた！」と応答すれば、Aβに対する抗体が作られることでしょう。十分な量の抗体ができれば、脳内でAβがたまりそうになっても、それを防ぐことができるに違いありません。ご質問の**「アルツハイマー病ワクチン」**とは、Aβそのものであり、「これを予め注射しておけば、免疫の仕組みによって抵抗力がつき、アルツハイマー病の発症を防ぐことができる」というのがその原理です。

米国のエラン社が開発した、初めてのアルツハイマー病ワクチン「AN-1792」は、少量のAβと免疫増強物質の混合物で、これをアルツハイマー病モデルマウスに筋肉注射したところ、脳内の老人斑が消失するとともに、記憶力の改善が認められました。さっそく、ヒトの臨床試験でテストされましたが、副作用の「髄膜脳炎」で亡くなってしまう方が出てしまったため、残念ながら開発は２００１年に中止されました。

より安全性の高いワクチンの開発をめざして、研究は今も続いています。

Q49

ワクチンはいつ使用可能になりますか？

Answer

まだ問題が多いので実用化までにはかなり時間がかかるでしょう。

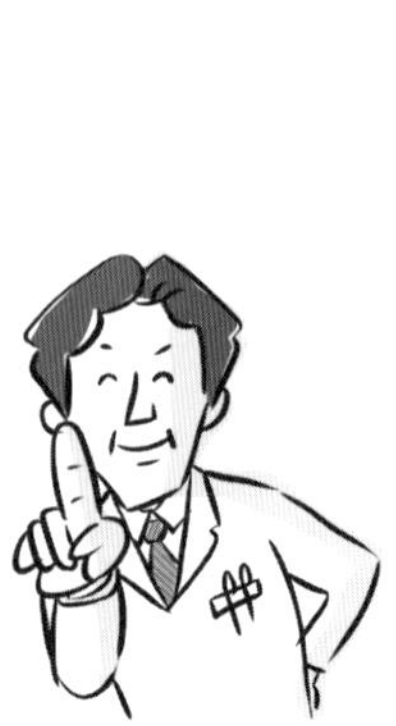

前の質問でご紹介した「AN-1792」というワクチンは、開発が中止されてしまいましたが、実際にこのワクチンを接種された患者の脳を調べてみると老人斑が少なく、認知機能の改善が見られた方もいたので、**副作用さえなければ、ワクチンは使える**と考えられています。

AN-1792の副作用として起きた**「髄膜脳炎」**は、免疫増強物質を含んだワクチンを筋肉注射したために、過剰な免疫反応が起きた可能性が高いようです。ならば、過剰免疫が起きない方法を考案すればよいことになります。

その一つの方法が、**「経口ワクチン」**です。

私たちは、毎日、異物である**「食べ物」**を口にします。そのたびに異物に対する免疫反応が過剰に起きるとたいへんですから、もともと胃腸内では、過剰免疫が起きないようになっています。そこで、Aβワクチンを口から飲んで効かせることができれば、過剰免疫による副作用は避けられると考えることができます。このアイデアに基づいて、国立長寿医療センターを中心とした研究グループは、**「飲むAβワクチン」**を作ることに成功しました。

ただし、そのワクチンは、Aβそのものではなく、Aβを作り出すように遺伝子操作されたウイルスの1種で、これを飲むと、腸の細胞にウイルスが感染して徐々にAβを放出するので、次第に抗体が作られていくという原理です。「ウイルスを飲む」と聞くと怖い感じがしますが、感染しても増殖することのない安全なウイルスですし、感染した腸の細胞は数日ではがれ落ちて体外へ排出されるので、安全性に問題はないようです。ただし、**遺伝子治療の1種になるので、日本国内での認可は厳しい**といわれています。

その他、海外の製薬メーカーなどでも、いろいろなタイプのAβワクチンを開発中と伝えられており、研究は続けられています。

ワクチンは、私たちの体が備えた免疫力に頼った治療法ですが、高齢者が使用する場合には、「効果が不確実で副作用が起こりやすい」など、クリアしなければならない問題が多く、実用化はまだまだ先の話かもしれません。

Q50

「バピニューズマブ」という新薬が使用可能になる？

Answer

期待されていましたが、すでに開発が中止されています。

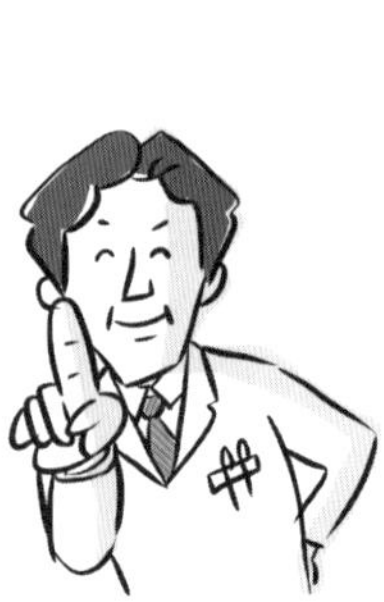

高齢になると、免疫力が低下するため、**ワクチン接種をしても予防効果が得られない**場合があります。これまでに開発されてきたアルツハイマー病ワクチンの試験でも、効く人と効かない人がいて、全体としては有効性が保証できていないのが現状です。予め免疫力をテストして、効きそうな人だけ接種をするという手もありますが煩雑です。

ご質問の**「バピニューズマブ」**という新薬は、最初のAβワクチンを開発した米国のエラン社が、ワクチンの代わりにつくったもので、具体的には、アミロイドβタンパク（Aβ）に対する抗体そのものです。ワクチンに反応せず、自分の体内で抗体を作れない高齢者でも、予め用意された抗体を注射すれば、その抗体が効いて、病気の進行を食い止められるだろうというアイデアです。

バピニューズマブの効果と安全性を確かめる臨床試験は、欧米および日本を中心に進められ、最終段階まで到達したので、マスコミでも大きく報道されていたのですが、実は２０１２年８月に**開発中止が発表**されました。理由は、**「有効性が証明できなかったため」**とのことです。ただし、効果がなかったというよりは、臨床試験の進め方に問題があったようなので、もう少し慎重に進めていれば実用化できたかもしれません。

病気の原因となる物質に対する抗体を注射して、病気の進行を止める治療法は、一般に「抗体療法」と呼ばれ、関節リウマチなどの治療では、すでに行われていますので、開発は進めやすいでしょう。ただし、体外から与えた抗体には限りがあるので、何度も繰り返し注射しなければなりません。数カ月に１回程度とはいえ、患者の負担は大きなものです。繰り返し注射を繰り返すうちに、アレルギーが起こることもあります。そして、何よりも高価ですから、経済的に余裕がある人でないと使うことができません。

バピニューズマブ以外にも、Aβに対する抗体は、10種類以上が検討され、そのうちいくつかは同様に開発が中止されていますが、まだ臨床試験が継続されているものもあります。今後どうなるかは私にも分かりませんが、期待したいと思います。

Q51 使用可能になりそうな認知症の新薬はありますか？

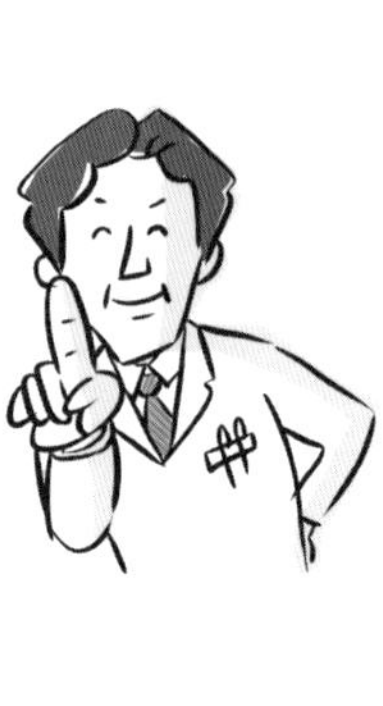

Answer これまでの臨床試験データから有望とみられる新薬候補はいくつかあります。

Aβの蓄積が原因でアルツハイマー病が起こるという「アミロイド仮説」に基づいて、アルツハイマー型認知症を根本的に治療する新薬の開発が数多く試みられてきましたが、成功例はまだありません。実際の人で薬の有効性と安全性をチェックする臨床試験は、第Ⅰ～Ⅲ相の三段階に分かれていて、第Ⅱ相臨床試験を終えた段階で有望と期待されたものはいくつかありましたが、そのすべてが最終の第Ⅲ相臨床試験で有効性を証明できなかったのです。それでも、まだまだ**新薬開発の試行錯誤**は続いています。

今、世界各国で開発が進行中のアルツハイマー型認知症治療薬候補の多くは、Aβに対する抗体（抗Aβ抗体）と、Aβが体内で作られないように阻害する薬（Aβ産生阻害薬）です。

抗Aβ抗体は、初めて第Ⅲ相臨床試験まで進んだ**バピニューズマブ**（エラン／ワイス社）が２０１２年に開発中止になった他、２０１１年にはファイザー社の**ポネズマブ**、２０１８年にはイーライリリー社は**ソラネズマブ**が、有効性を確認できず、次々と開発中止になりました。ロッシュ社の**ガンテネルマブ**と**クレネズマブ**は、２０１４年にいったん中止されたものの、試験デザインを変更して開発を続行中です。この系統で現在もっとも期待されているのは、バイオジェン社の**アデュカヌマブ**で、現在第Ⅲ相臨床試験が進行中です。

エーザイ／バイオジェン社の **BAN2401** は、ごく最近に第Ⅱ相臨床試験の最終解析結果が公表され、有望だったことから、第Ⅲ相臨床試験が開始される見込みです。

Aβが体内で産生されるときには、βセクレターゼとγセクレターゼという2種類の酵素が働きますが、γセクレターゼを阻害する薬として、イーライリリー社の**セマガセスタット**や、ブリストルマイヤーズスクイブ社の**アバガセスタット**などが開発されていましたが、いずれも既に中止されています。βセクレターゼを阻害する薬としては、イーライリリー社の**LY2886721**、メルク社の**ベルベセスタット**、ヤンセンファーマ社の**アタベセスタット**、アストラゼネカ／イーライリリー社の**ラナベセスタット**が候補に上がりましたが、いずれも開発中止となりました。

Q52

開発中のレンバー®という新薬はどうなった?

Answer

後継のLMTX®という化合物が、第Ⅲ相臨床試験で検討されているところです。

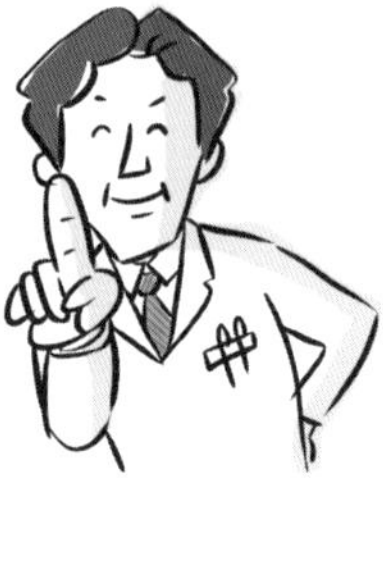

レンバー®は、メチレンブルーという化合物を成分とする医薬品で、「中毒性メトヘモグロビン血症」の治療薬として既に使用されています（前著『認知症いま本当に知りたいこと101』Q76・Q77参照）。アルツハイマー病の神経原線維変化におけるタウタンパク質の変化を阻止する効果が見いだされたため、新しいアルツハイマー病治療薬候補として注目されていました。実際に開発が進められたのは、レンバー®ではなく、それを少し改良した**LMTX**®という新薬です。

LMTX®は、タウタンパク質を標的とした新薬の中で、初めて臨床試験の最終段階まで進みました。アミロイドβタンパクを標的とした治療薬候補がことごとく失敗続きだったこともあり、大きな期待が寄せられていました。

２０１６年7月に「LMTX®の開発が失敗した」というニュースが一部のメディアで報じられました。多くの人がこれを鵜呑みにして落胆したようですが、開発元のTauRxファーマシューティカルズ社が発表した英文資料を私が読んだところ、この報道は事実を正確に伝えていなかったことが分かりました。

「TauRx社が進める第Ⅲ相臨床試験プログラムはいくつかあり、その一つ「TRx-237-015」は８９１名の軽度または中等度アルツハイマー病患者を対象とした治験で、主要評価項目を達成することはできなかったものの、臨床症状や画像データからLMTX®の有効性を支持する結果も得られたとのことです。また、患者の中には他の治療薬を併用していた人もいたのですが、**LMTX®だけを使用した人の方が良好な結果だった**ようです。

２０１７年11月に、もう一つのプログラム「TRx-237-005」の結果が発表されました。この試験では８００名の患者を対象として、主に「１００㎎のLMTX®を1日2回」の効果をテストしていたのですが、期せずして、比較のために用いた低用量（4㎎）でLMTX®が効果を発揮していることを示唆する結果となりました。

今後は、4㎎以下のLMTX®単独の効果を再確認するため、臨床試験を続けていくそうです。

Q53

「アルツハイマー病」の根本的な治療薬はできる？

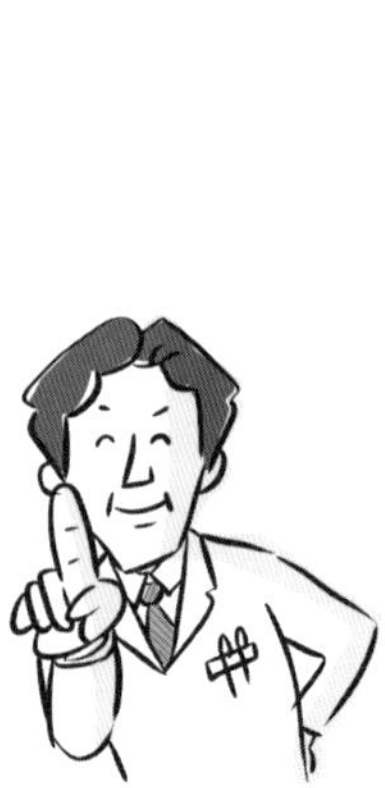

Answer

まだ時間がかかりそうです。

米国のデータになりますが、臨床試験に進んだすべての医薬品候補のうち、最終的に認められて実用化されたものは12％しかありません。医薬品開発はそれだけ難しい事業なのです。

アルツハイマー病治療薬候補の場合は、過去に４つの成功例しかなく、確率に換算するとわずか３％です。しかもその４つはすべて対症薬です。服薬中は記憶・認知力を高めることができますが、脳病変そのものを食い止めることはできません。そのため、発症メカニズムを抑制して、脳病変を止めるか、早期に使用すれば発症を防ぐことができる薬が切望されています。

これまでに数百種類の化合物が臨床試験にかけられましたが、根本的な治療薬は一つも誕生して

いないのが実情です。

２０１８年頭には、世界最大手の製薬会社ファイザーが、アルツハイマー病の治療薬開発を断念すると発表しました。莫大な研究費を投資したにもかかわらず、結果が出なかったためです。おまけに、担当していた神経科学部門の３００人の研究者が、解雇される事態になっています。

新薬の誕生を待ち望んでいるアルツハイマー病の患者や家族、そして研究者にとって、暗いニュースばかりですが、諦めるのはまだ早いと私は思います。

私が知る限り、**２０１８年末現在、世界のどこかで第Ⅲ相臨床試験が進行しているアルツハイマー型認知症治療薬候補は、少なくとも５つあり、その結果は２０１９～２０２２年に出ると見込まれています。**また、日本のエーザイ社と米国のバイオジェン社が共同開発する **BAN2401** という新薬が、第Ⅲ相臨床試験に進むところです。

他に、詳細は報道されていませんが、２０２３年を目途に日本のシオノギ製薬と米国のジョンソン・エンド・ジョンソン社が共同開発する**Aβ産生阻害薬**の臨床試験も進行中のようです。

富山化学が創出し、富士フイルムが開発中の **T-817MA** は、米国ならびに日本で第Ⅱ相臨床試験が進行中ですが、他の候補薬とは作用機序がまったく違うので、どのような結果になるか注目されています。

いつになるかは分かりませんが、実現するためには歩み続けるしかないと思います。

Q54

「アルツハイマー型」以外の治療薬は研究されている？

Answer

アルツハイマー型に比べると遅れていますが、レビー小体型や前頭側頭型の治療法も研究されています。

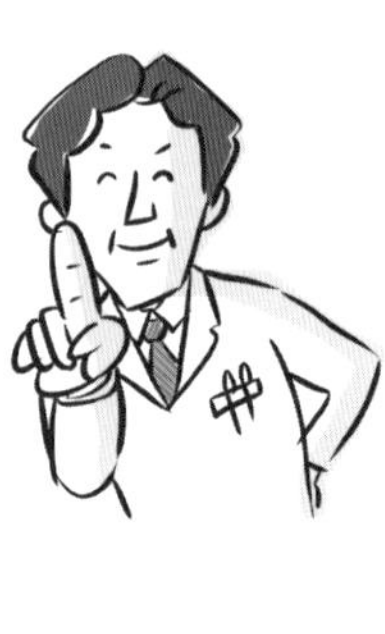

認知症の原因となる神経変性疾患のうち、**アルツハイマー病に次いで多いのが、レビー小体病**です。多くの患者さんが、その特異な病態の改善に有効な治療薬を待ち望んでおり、それに応えるべく、研究が行われています。

レビー小体病では、レビー小体が大脳皮質に広く出現し、手足の震えなどのパーキンソン症状を伴うことがあります。一方、パーキンソン病は、レビー小体が運動調節に関わる大脳基底核を中心に出現するもので、広く解釈すればレビー小体病の1種ともいえます。パーキンソン病は古くから知られていたため、症状を抑えることのできる治療薬がすでにたくさんあります。

こうしたパーキンソン病の治療薬は、レビー小体型認知症の方のパーキンソン症状の改善にも使えますが、正式な適応として認められていなかったため、**保険適応外として薬代の負担**が多くなっていました。**この不都合を解消するため、パーキンソン病の治療薬を、レビー小体型認知症に適応拡大する試みが始まっています。**

例えば、**ゾニサミド（販売名：トレリーフ®）**という薬は、大日本住友製薬が開発したパーキンソン病治療薬ですが、２０１８年7月から日本で正式に「レビー小体型認知症に伴うパーキンソン症状」も適応とすることが認められました。また、レビー小体病や前頭側頭変性症では、アルツハイマー病と同じように**「神経原線維変化」**が生じますが、アルツハイマー病を対象とした研究が進展し、神経原線維変化を抑える薬ができれば、レビー小体病や前頭側頭葉変性症にも応用できる可能性があります。２０１８年12月には、米国でTauRX社の**LMTX®**（Q52参照）が希少疾病用医薬品に認定され、前頭側頭型認知症を対象とした開発が優遇されることになった他、家族性の前頭側頭葉変性症では、グラニュリンというタンパク質を決める遺伝子に変異があることが２００６年に発見され、発症メカニズムが解明されつつあります。

神経変性疾患の治療法を確立するのは簡単ではありませんが、地道な研究を続けていけば、確実に目標に近づくと思います。

Q55

インスリンで認知症が治ると聞いたことがありますが？

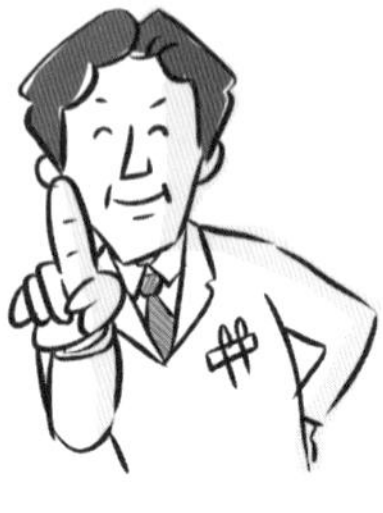

Answer

アルツハイマー型認知症では脳のインスリンが不足していると考えられるため、それを補う治療法が研究されています。

糖尿病は、動脈硬化から脳卒中を引き起こします。したがって、**糖尿病の方は脳血管性認知症になる危険性が高い**です。

また、最近の研究から、**糖尿病はアルツハイマー病とも関連が深い**ことが分かってきました。

糖尿病は、膵臓から分泌されるインスリンというホルモンが不足しているか、十分に働かないために血糖値が高い状態が続く病態です。インスリンは、筋肉や脂肪細胞がエネルギーを作るのに必要なブドウ糖（グルコース）を取り込む助けをしますが、脳にも運ばれて、神経細胞に作用します。アルツハイマー病の脳では、脳の細胞へ働きかけるインスリンの量、または作用が不足していて、それが原因で病気が進行する可能性が報告されています。

そこで、**「インスリンを補う」という、アルツハイマー病の新しい治療法**が考案されたのです。

また、動物実験で、脳内にインスリンを投与すると、脳内の炎症反応が抑制されることも確かめられているので、不足したインスリンを補うだけではなく、**すでに進行している病態を改善する効果**も期待されます。

そして、実際にインスリンを使用した臨床試験が複数アメリカで行われています。

その結果、アルツハイマー病の初期あるいは軽度認知障害の方に短期間（報告により3週間～4カ月間）毎日インスリンの点鼻スプレーを使ってもらったところ、認知機能の改善が見られたとのことです。また、インスリンに関連した、いくつかの糖尿病治療薬（GLP-1受容体作動薬など）も、アルツハイマー病治療への応用が検討されています。

インスリンや糖尿病治療薬はすでに広く使用されている医薬品ですから、有効性と安全性さえ確認できれば、新開発の薬よりも早く実用化されることでしょう。

本当にインスリンでアルツハイマー病が治るかどうかはまだはっきりとは分かりませんが、期待したいと思います。

Q56

点鼻された薬がどうやって脳に入るのですか？

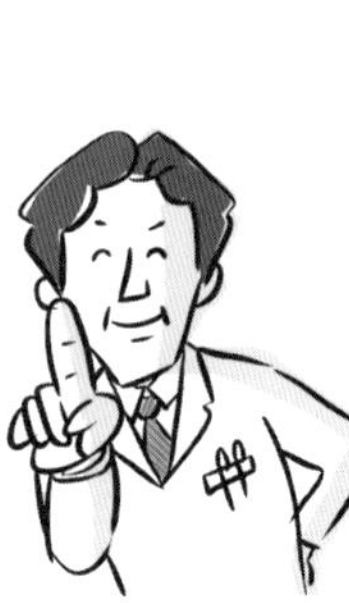

Answer

鼻腔上部の頭蓋骨にあいている小さな穴を通って脳に入ります。

インスリンは、すでに糖尿病の治療薬として広く使用されていますから、すぐにでも認知症の患者さんに使えると思われるかもしれませんが、そう簡単にはいきません。糖尿病に用いられているのは注射剤で、皮下に投与すると血管から吸収されて全身にインスリンがまわり、即効性に血糖値が下がります。つまり、血糖値が高くないときに使用すると**「低血糖ショック」**を起こすので、使用を誤ると昏睡状態に陥り、死んでしまうこともあります。そんな危険なインスリンの注射剤を認知症の方に使えるわけがありません。

そこで考案されたのが**「点鼻スプレー」**です。薬の水溶液が入った噴霧容器の先を鼻の穴に差し入れて、シュッとひとふきするだけです。

これまで点鼻で用いられてきた薬の効き方は大きく二つに分かれます。

一つは、鼻の中を殺菌したり、風邪や花粉症で起きている鼻づまりを解消するために与えられる薬などです。この場合は、鼻に入れた薬が鼻の中で効くだけです。このような作用を、一般に**「局所作用」**といいます。

もう一つは、鼻の粘膜にはたくさんの毛細血管が走っているので、鼻に入った薬が吸収され、全身にまわって効くというものです。

例えば、スマトリプタン（イミグラン®）という薬は、点鼻で使うと、鼻粘膜から吸収されて即効性に片頭痛を緩和してくれます。これは**「全身作用」**です。

インスリンの点鼻スプレーは、このどちらでもありません。鼻だけに効いても意味がありませんし、吸収されて全身に作用したら低血糖を引き起こしてしまいます。インスリンは「鼻から脳に移行して効く」ことが最近の研究から明らかになりました。

鼻腔上部には、におい分子を捉える「嗅細胞」が分布しており、そこから伸びた軸索が頭蓋骨を通過して、嗅球という脳領域まで達すれば、においを知覚できるようになっています。このとき、軸索が通過するために、鼻腔上部の頭蓋骨には小さな穴がたくさん開いています。点鼻されたインスリンはこの骨の穴を通って、脳に直接入るようです。

Q57

「高齢者が薬漬けになっている」というのは本当？

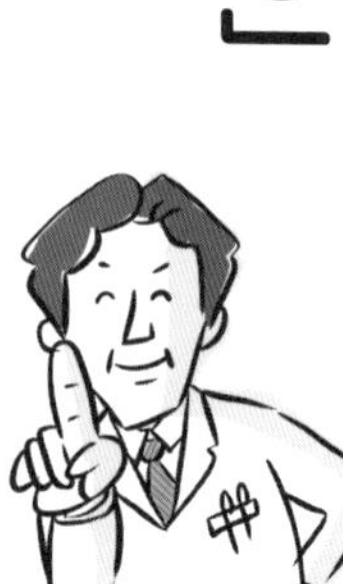

Answer　多くの薬を飲み合わせると副作用のリスクが高くなるので注意が必要です。

必要以上の薬を処方する医師がいることは昔から問題になっていました。私自身の経験では、子どもが小さいときに熱っぽかったので近所の医院に連れて行ったところ、ろくろく診《み》もしないで「風邪かな？　お薬を出すから飲んでね」と笑顔で子どもに語りかけてくれました。

「いいお医者さんだな」と思う人もいるかもしれませんが、私は、処方箋を見てその異常さに気づきました。そこにはなんと11個もの薬剤名が書かれていて、しかも同じ作用の薬がいくつも重複していました。それ以来、その医院には行っていません。

医師が薬を余計に出してしまうのには、いろいろな理由があるでしょう。

患者が薬代として支払う金額は、病院が仕入れる値段よりも高く設定されているため、たくさん薬を出せば差益で儲かります。ただし、近年は、薬代が安くなった上、医薬分業が進んで医師は処方箋を書くだけになったので、これは主な理由ではないと思います。

精神科や心療内科において、不眠や心の不調を訴える患者は、「薬を出してくれる＝いい医者」と評価する傾向があるため、納得して帰ってもらうために精神科医はどんどん薬を出してしまうのかもしれません。

薬は病気の治療に必要なもので、「多種類を一緒に使ってはいけない」というわけではありません。**治療効果を高めるために、薬を組み合わせて使うこともあります。**また、一人でいくつもの病気を抱えている方は、どうしても複数の薬が必要です。問題は単に使う薬の数が多いことではなく、それによって不利益が生じることがあるという点です。ある調査によれば、複数の医療機関から10種類以上の薬をもらっている方が、75歳以上の27・3％もいるそうです。

高齢になると体の機能が低下するので、副作用が出やすくなる上、何種類もの薬を飲み合わせると、副作用が強く出ることがあるので注意しなければなりません。飲んでいる薬の副作用のせいで、ふらつきや認知機能の低下に悩まされている方も少なくありません。また、薬がたくさんありすぎると、飲み間違えたり、「飲みたくない」と拒み、本当に必要な薬さえ使わなくなる場合もあります。いらない薬は減らすべきです。

Q58

医者からもらった薬が多いときは飲まなくてもいい？

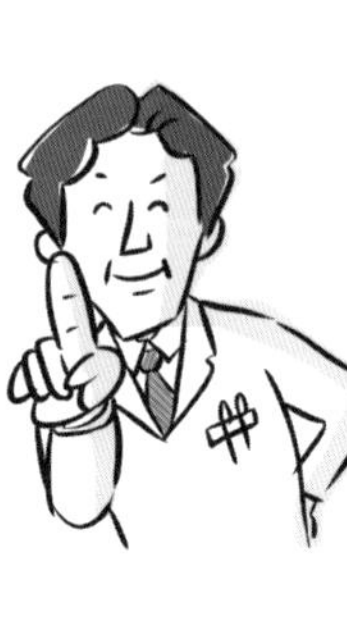

Answer

自己判断で勝手にやめないでください。

「高齢者が薬漬けになっているのではないか？」という批判がある中で、最近「薬を飲むな！」という趣旨の本が多数出版され、書店に並んでいます。しかもその著者は、医師や薬剤師で、「自分は薬を飲まない」などと主張しています。中には、自分のところに客を集めたいのでしょうか、「東洋医学や鍼灸の専門家だ」という人が薬を批判している本もあります。

「あやしいな」と思いながらも内容をチェックしたくなった私は、書店で少しだけ本をめくってみましたが、想像通り、いや想像以上にひどいもので、世間の注目を浴びたくて過激に書いているだけとしか思えませんでした。

　こうした本だけでなく、いい加減な情報を無責任に放送しているテレビ番組も少なくありません。最近はインターネットで手軽に情報検索ができますが、流布《るふ》されている薬のウワサも信じてはいけません。救いを求めている患者が、ウワサに振り回されて不利益を被《こうむ》るとしたら、なんと不幸なことでしょうか。数年前にある有名な歌舞伎役者の妻が若くして亡くなりましたが、この方は早期にがんを発見できていたにもかかわらず、当初はあやしい民間療法に傾注して医学的治療を拒んだそうです。もう手遅れという状態になってから放射線治療や薬物療法に取り組みましたが、どうにもなりませんでした。

　とにかく、あやしい本やウワサを鵜呑みにしないでください。

　自分がもらって飲んでいる薬の数が多く、しかも体調が悪いと感じたら、遠慮せずに「薬を減らせないか」「やめてもよいか」と医師や薬剤師に相談してみてください。自己判断で、勝手にやめないでください。

　もらった薬の中には、病状の悪化を防ぐためにどうしても必要なものと、単に補うだけのものがあります。多剤併用による副作用があると判断されれば、必要性の低い薬だけを減らせばよいのですが、一般の人がそれを判断するのは無理です。**判断を誤って、本当に必要な薬までやめてしまったら本末転倒です。**また、薬の中には、急にやめると症状の悪化をまねくものもありますから、慎重にやめなければならないことを知っておいてください。

Q59

医者に頼んでも薬を減らしてもらえないときは？

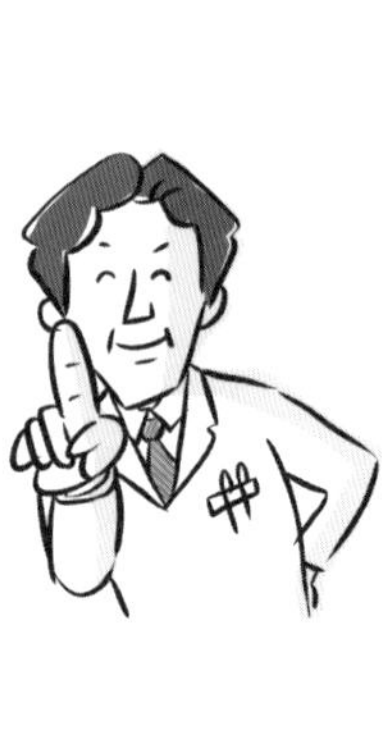

Answer

他の医師や薬剤師に相談してみましょう。

医師が減薬または中止を選択できないのにはいくつか理由があります。

第1に、**薬の中には継続的な服用が定められているものがある**ので、そのような薬は中断しないのが原則です。

第2に、医師は、救いを求めて訪ねてきた患者に対して最良と思われる薬を出したのに、それを簡単に取り下げたら、**自分の選んだ薬が不適切だったことを認めることになってしまう**ので、その薬自体をやめるのではなく、薬の副作用をやわらげるような薬をさらに加えて処方することが多いようです。実は、このようにして、薬に薬を重ねて使うことがかえって副作用を引き起こしてしまうのですが……。

第3に、**医師は必ずしも薬のプロではありません。** 特に薬の化学的性質や体内動態をきちんと理解している方は少ないようです。複数の薬の飲み合わせによって生じる副作用に関しては、薬剤師の助けが必要です。

そこで、**薬剤師が中心になって、不必要な薬の使用を減らすことを推進するため、2018年度の調剤報酬改定から新たな制度が導入**されています。具体的には、6種類以上の薬を飲む患者の処方内容を薬剤師がチェックし、必要な減薬を薬剤師が医師に提案し、実際に2種類以上減らすことができれば、薬局に報酬が付くというものです。この制度によって、患者が直接医師に訴えなくても、薬剤師が介入して減薬の助けをしてくれるケースが増えると期待されています。

たくさんの薬をもらって心配な場合は、薬局の薬剤師に相談してみてください。 なお、この制度で薬局に入る収入は「**服用薬剤調整支援料**」（125点）といいます。

患者一人につき月1回限りで薬局は1250円の収入となりますが、その1割（125円）～3割（375円）は患者が請求され支払うことになります。不必要な薬代をずっと払い続けるより安いですし、何よりも安全のためですから、負担していただければと思います。

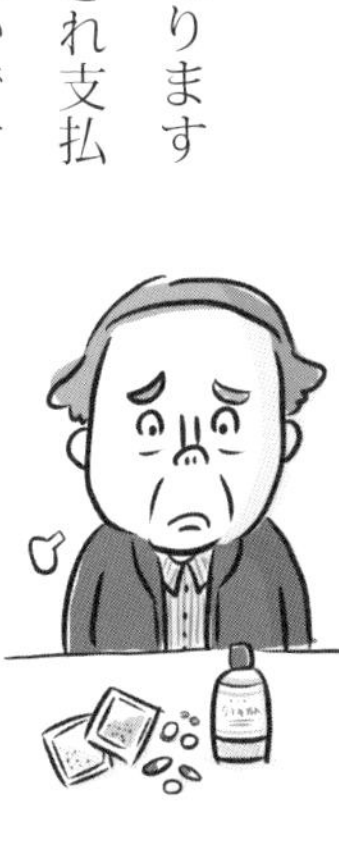

Q60

サプリメントは有効ですか？

Answer

サプリメントは食品であり、そもそも病気の治療に用いるものではありません。

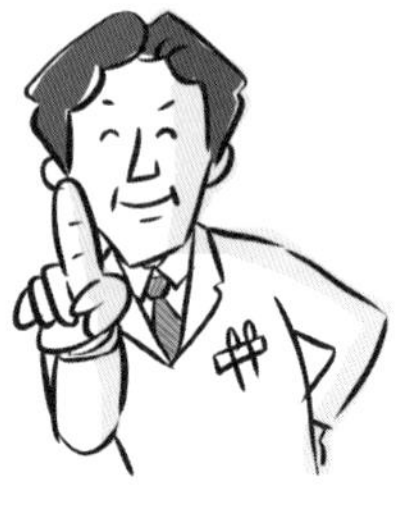

「サプリメント」は、正式な名称ではなく、定義もあいまいですが、一般には**「食品中の特定の栄養成分を、錠剤、カプセル、飲料などにして提供する補助食品」**のことを指します。

例えば、ビタミンCが不足している人が、食事で摂ることが難しい場合に、「ビタミンCの錠剤を飲む」というような使い方です。また、健康維持への効果を支持するデータがあり、メーカーが申請して消費者庁が認可したものについては、**「特定保健用食品」**、いわゆる**「トクホ」**という区分で扱われています。

「医食同源」という言葉は、食事の大切さを示した言葉ですが、近頃は誤って拡大解釈され、まるでサプリメントやトクホが薬と同じ働きをするかのように宣伝されているのは、よくないことだと思います。特に「がんに効く」かのような宣伝がなされ、患者さんがサプリメントやトクホで自己治療しようとするなどの事態を招いているのは、重大な問題点です。サプリメントやトクホはあくまで「食べ物」であって、薬のように病気の原因に介入して治療するものではありません。認知症に関しても、まったく役立たないとはいいませんが、売ろうとするメーカーのイメージ戦略にはひっかからないほうがよいでしょう。

サプリメントやトクホを利用する上で、注意していただきたい点が3つあります。

第1に、**過剰摂取を避けてください。**「ビタミンなんて自然のものだし、危なくないだろう」と思ったら大間違いです。栄養が十分足りている人が余計に補うことは、意味がないどころか、害が及ぶこともあります。例えば、妊婦さんがビタミンAを過剰摂取すると、赤ちゃんに奇形が発生することが知られています。

第2に、サプリメントやトクホは、健康な人が摂取することを前提としており、**病気の人が使うと何が起こるか分かりません。**例えば、肝臓にいいというイメージのある「ウコン」ですが、もともと肝臓の悪い人が使うと、肝臓がもっと悪くなることが知られています。

第3に、何らかの病気で薬を飲んでいる人は、サプリメントやトクホを使わない方がいいです。**薬と相性が悪いと、副作用に苦しめられる恐れがある**からです。

Q61

薬との飲み合わせに注意が必要なサプリメントは？

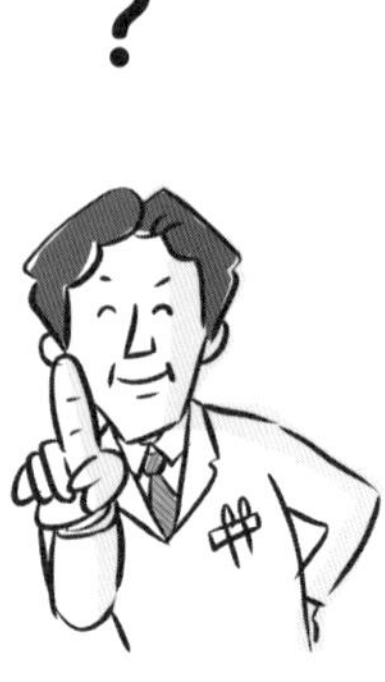

Answer

セサミンやＤＨＡなどは注意が必要です。

「私たちが普段口にしている自然の食べ物は安全だ」というのは、幻想にすぎません。本当に「安全」といえるのは、体に入っても、どこにも何の作用もしないものです。体が必要としている栄養分は、結局は何らかの化合物であり、体のどこかに作用するからこそ効果があるわけですから、１００パーセント安全なわけがありません。**いい働きもすれば、悪い働きもする**ことを、きちんと理解しておきましょう。

病気を抱えている人は、病院からもらった薬だけでは満足せず、テレビ番組などで宣伝されているサプリメント商品にも手を出す場合が少なくありません。そのとき問題になるのが、相互作用です。サプリメントやトクホと、医薬品の組み合わせで、危険性が指摘されている例をいくつか紹介しましょう。

ゴマに含まれる**「セサミン」**は、強い抗酸化作用を持ち、生活習慣病の予防やアンチエイジングなどの効果が期待されていますが、**血圧を低下させる**ことがあります。血圧を下げる薬を飲んでいる人が、セサミンを摂取すると、予想以上に血圧が下がってしまう恐れがあります。認知症予防にいいと思ってセサミンを使っていたのに、脳の血流低下によって発症が早まったなんてことになったら、元も子もありません。

DHA（ドコサヘキサエン酸）は、魚の脂肪に多く含まれ、動脈硬化を防ぐ効果が期待されるため、認知症予防のためにも摂取が勧められている成分ですが、**血糖値を上昇させる**ことがあります。**糖尿病の人にとっては、病院からもらっている糖尿病の治療薬が効かなくなってしまう恐れがある**ので、避けた方がよいでしょう。

組み合わせは無数にあり、そのすべてを予想することは難しいですから、医薬品を使っている人は、サプリメントやトクホをできるだけ利用しないことをお勧めします。

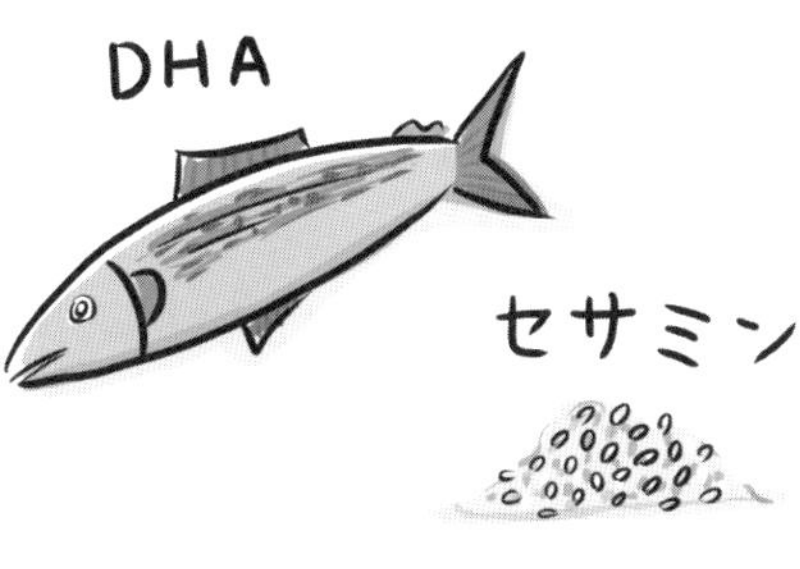

Q62

脳の画像検査で脳動脈瘤が見つかったらすぐに手術すべき？

Answer

3㎜以下であれば手術の必要はありません。

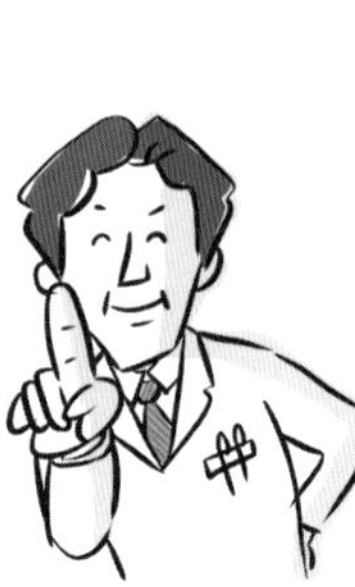

脳卒中の一つ、**くも膜下出血**は、ほとんどの場合、脳を包むくも膜の下を走っている比較的太い動脈のコブ、いわゆる**「脳動脈瘤」**が破裂して起こります。

昔は破裂するまで分からなかった脳動脈瘤の存在が、今では脳画像診断技術の進歩により、比較的簡単に見つかるようになりました。脳ドックでＭＲＩ検査をしてもらったら、まだ出血を起こしていない未破裂の脳動脈瘤が見つかったという人も増えています。60歳以上の10人に1人は小さな動脈瘤を持っているといわれ、それほど珍しいことではありません。また、動脈瘤の直径が３㎜以下であれば、一生のうちに破裂する確率は１％以下といわれています。

言い換えれば、１００人中99人は脳動脈瘤があっても知らずに人生を全うしているのです。ですから、通常３㎜以下の脳動脈瘤は手術の対象になりません。

ただ、１％とはいえ、自分の頭の中に爆弾を抱えていることが分かったら、ショックを受け、「うつ」になってしまう人もいます。これでは検査を受けた意味がありません。

未破裂動脈瘤が見つかった後に、健康に過ごすために大切なポイントが二つあります。

一つは、**「動脈瘤を大きくしない」**、そして**「動脈瘤を他に作らない」**ために、生活習慣の改善を心がけることが大切です。動脈瘤ができる理由はいろいろありますが、動脈硬化が深く関わっているケースが多いようですから、「血圧」「糖尿」「コレステロール」「タバコ」「ストレス」など動脈硬化の危険因子を減らすべく、しっかり健康管理を心がけることです。

もう一つは、**「出血させない」**ために、がんばりすぎないことです。動脈瘤が破裂して出血する前には、ちょっとした体調不良で気づけることもあります。そうした異変を見過ごしてしまうことが一番よくありません。特に無理をしてでも仕事をがんばってきたというタイプの人は、これを機会に、毎日力を抜いて休む時間を作りましょう。

自分で体調管理をする意識を持ち、異変に気づけるようになれば、動脈瘤の破裂を防げるだけでなく、他の病気にもかかりにくくなるでしょうから、手術をしないままでも「検査をしてよかった」と思えることでしょう。

Q63

新しい画像診断技術によって認知症の早期診断ができる?

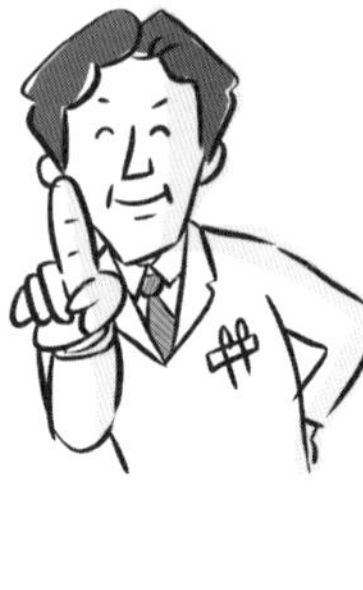

Answer

まだ実用化されていませんが、アルツハイマー病の発症前に脳内で起きている病変を可視化する技術が開発されています。

今の医学では、**認知症の症状が進行してから、脳の病変を元に戻すことはほぼ不可能**です。初期の段階で気づいたとしても、すでに脳の病変は始まっていますので、できれば発症前に異変を見つける必要があります。少なくともアルツハイマー病については、診断技術の研究も盛んに行われており、発症前診断に役立ちそうな、いくつかの方法が考案されています。

画像検査としては、**「アミロイドPET」**という技術があります。具体的には、Aβに結合する放射性化合物を体内に入れてから、脳に分布する放射活性を画像化します、発症前から脳にでき始めている老人斑（Q10参照）を調べようというわけです。他には**「タウPET」**といって、アルツハイマー病のもう一つの病変である神経原線維変化を可視化する技術もあります。

ただし、これらは、大掛かりな装置と費用を要する上、あまり定量性がないことから、一般の人が人間ドックで行えるようなものではありません。

血液検査も利用できます。アルツハイマー病患者の血中タンパク質の特徴を研究した結果、発症を予見できそうないくつかのマーカーが見つかっています。一部はすでに実用化されて、認知症の前段階である**「軽度認知障害（MCI）」**の診断に応用されていますが、必ずしも信頼性が高いとはいえません。また、**遺伝子検査**も可能ですが、一部の遺伝要因しか分からないので、十分ではありません。いずれにしても、発症前診断として広く利用できる技術が確立されるまで、もう少し時間がかかりそうですし、また、実現されたとしても、診断結果をどう受け取るかが問題です。

もしあなたが「認知症を発症する恐れあり」と判定されたら、どうしますか。ショックを受けて「お先真っ暗」と考えるのであれば、検査を受けた意味がありません。極端にいえば、年をとれば誰でも発症する可能性があるわけですし、発症の可能性が高いと予想されてもその後の対応で発症の確率は下がるかもしれません。

「将来に備えるきっかけができてよかった」と前向きに考えた方がよいと思います。

COLUMN 3

期待される新薬 —δセクレターゼ阻害薬

これまでの研究から、アルツハイマー病の原因物質と目されるアミロイドβタンパク（Aβ）は、その前駆体である APP という大きなタンパク質をβ及びγセクレターゼという酵素が切断して作られることが分かっています。そのために、β及びγセクレターゼを阻害する薬が、アルツハイマー病治療薬候補として盛んに研究されてきたのですが、これらの酵素阻害薬は、今のところ臨床試験においてアルツハイマー病の治療に役立つと思われる有効性が証明できていません。

アルツハイマー病は、Aβがたまってできる「老人斑」の他に、神経細胞内でタウタンパク質が凝集してできる「神経原線維変化」という特徴的な病変が見られます。このため、タウの異常を是正できる薬も研究されていますが、こちらもあまりうまくいっているとはいえません。

片方だけを阻害しても不十分で、両病変とも抑制できる薬なら有効なのではないかとも考えられます。そして、それを可能にするかもしれない発見が最近ありました。

2015 年米国エモリー大学などの研究チームは、δセクレターゼという酵素が APP に作用し、βセクレターゼによる APP の切断を促して、Aβの産生を増やすことを発見しました（Nature Commun. 6: 8762, 2015）。また、アルツハイマー病患者の脳では、δセクレターゼが増えていることも分かりました。さらに、δセクレターゼにはタウタンパク質を切断して、断片化されたタウの凝集を増やす作用があったのです。つまり、δセクレターゼを阻害すれば、老人斑と神経原線維変化の両方を止められると期待されます。

実際に、δセクレターゼを阻害する化合物が見つけられ、アルツハイマー病モデル動物で効果をテストしたところ、Aβ生成ならびにタウ分解が減少し、記憶力の低下も防げたと報告されています（Nature Commun. 8: 14740, 2017）。

まだ、ヒトにおける有効性と安全性は確認されていませんが、δセクレターゼ阻害薬が治療薬開発の流れを変えるかもしれないと期待されています。

PART

4

認知症の予防

Q64

「アルミニウムが脳によくない」と聞いたことがありますが？

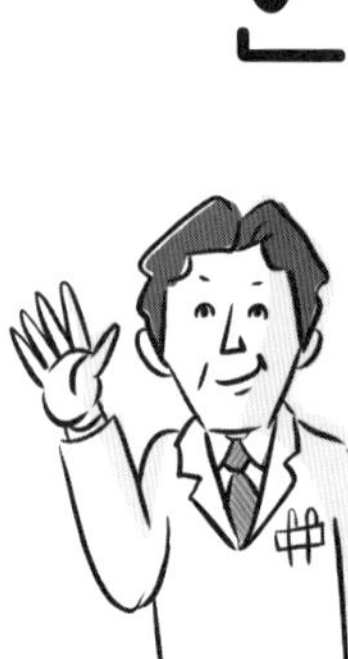

Answer

アルミニウム仮説は今では否定されています。

アルミニウムには毒性があるので、摂取しない方がよいのは確かです。それに加えて、アルミニウムがアルツハイマー病の原因だと考えた**「アルミニウム仮説」**が、だいぶ前に話題になったことがあります。

その発端になったのは、「アルツハイマー病患者の脳を調べたらアルミニウム含量が高かった」という50年ほど前の報告でした。また、１９８８年には、イギリスの飲料水に多量のアルミニウムが混入する事故が起こり、付近の住民がアルミニウム入りの水を飲んでしまいました。その15年後、記憶障害を示しながら58歳で亡くなった女性の脳には、多量のアルミニウムが検出されるとともに、アルツハイマー病に似た病変が認められました。

さらに、アルミニウムとアルツハイマー病の関連を確かめるために、さまざまな実験が行われました。例えば、アルツハイマー病の原因物質と考えられているアミロイドβタンパク（Aβ）とアルミニウムを試験管の中で混ぜると、Aβが凝集しやすくなることが分かりました。また、アルツハイマー病を発症するように遺伝子操作されたネズミを使って、12カ月間アルミニウム入りの餌を食べさせたところ、アルツハイマー病に似た脳の病変が増えることも報告されました。これらの知見から、一部の研究者たちが「アルミニウム仮説」を主張するようになったのです。

しかし、冷静に考えてみると、アルミニウム入りの水を飲んだ方が、アルツハイマー病を発症したとしても、アルミニウム以外にもさまざまな要因が考えられますから、正確な因果関係は不明です。また、試験管内の実験で使われたアルミニウムは、私たちが日常的に摂取しそうなレベルをはるかに超えた量ですし、ネズミは長生きしても寿命は2年くらいですから、ネズミを使った実験を私たち人間にあてはめると、「50年間、毎日アルミニウムを大量に食べ続ける」というシチュエーションに相当します。めったにあり得ないことだと思います。

現在では、**「飲料水中のアルミニウム濃度と、アルツハイマー病との関連性が認められない」**という疫学調査結果も複数報告され、大多数の研究者がアルミニウム仮説を否定しています。

私も、アルミニウムは関係ないと思っています。

Q65

アルミの鍋を使っていると「アルツハイマー病」になる？

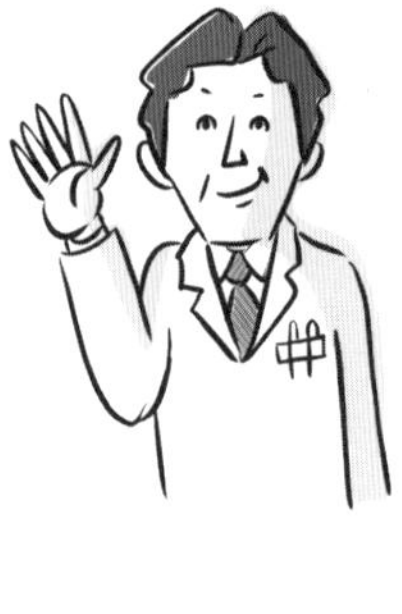

Answer 心配することはありません。

確かに、**アルミニウム仮説**が話題になったころ、アルミニウム製の鍋がやり玉にあげられました。テレビ番組でも「アルミ鍋にご注意！」などと脅すものですから、あわててアルミ鍋を捨てた方もいたことでしょう。しかし、よく調べてみると、鍋から溶け出すアルミニウムの量は、ほとんど問題にならないくらいの微量であることが明らかになっています。

もし本当に気にする必要があるなら、鍋よりも食べ物や薬に注意しなければならないでしょう。例えば、食品添加物として知られる**「ミョウバン」**は、アルミニウムを含む化合物で、甘露煮の煮崩れを防いだり、ナスの漬物が紫色を保つように、添加して使われます。また、ホットケーキなどを作るときに使う、ベーキングパウダーの成分でもあります。スーパーなどでも普通に売られているので、私たちが口にすることも少なくありません。

アルミニウムを含む薬の例としては、胃がむかつくときに使う**胃薬**（水酸化アルミニウムゲルなど）があります。また、数多くの医薬品、特に錠剤を製造するのに必要な添加物として**ケイ酸アルミニウム**が使用されています。このような医薬品を使用している人たちは、鍋から溶け出すよりはるかに多くのアルミニウムを摂取していることになりますが、**アルツハイマー病のリスク上昇は見られない**という、大規模な疫学調査結果も出ています。

いずれにせよ、**アルミニウム仮説そのものが、一部の研究者による「思い込み」の可能性が高い**のですから、「アルツハイマー病にならないためには、何製の鍋を使ったらいいか」などと真剣に悩むのは無意味だと私は思います。

ただし、アルミニウムが安全だというわけではありません。多量に摂取すると中毒になることもあります。特に腎臓の悪い人は、アルミニウムが体内にたまりやすいので、注意が必要です。

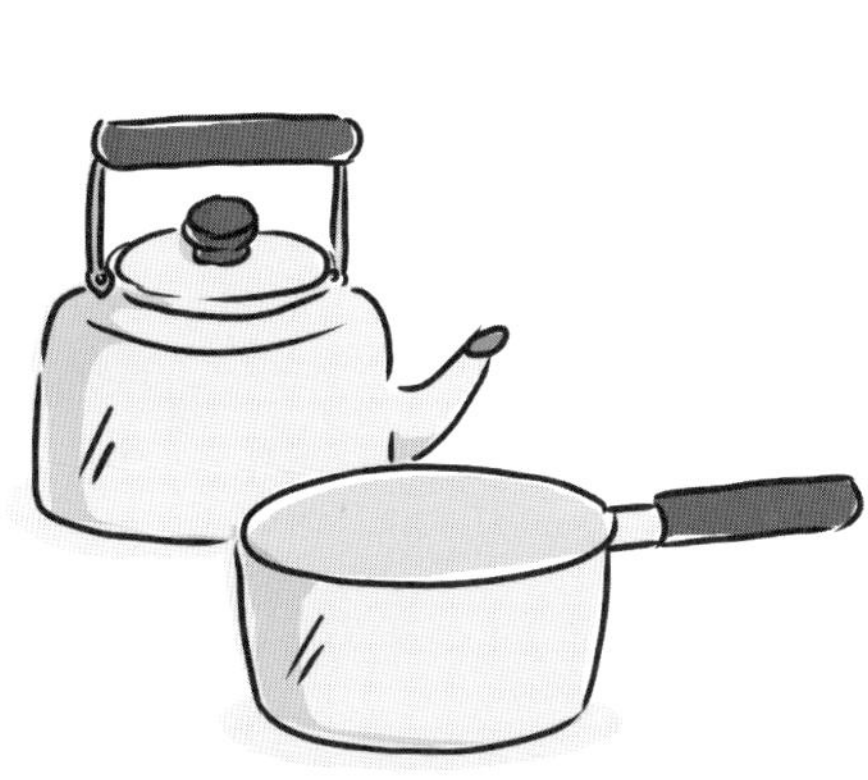

Q66

高学歴な人ほど認知症になりにくい？

Answer 学歴そのものは関係ありません。

認知機能は、加齢とともに、時間をかけて徐々に低下していきます。そして認知機能が一定レベルを下回ったとき、認知症と診断されることになります。

例えば、AさんとBさんがいて、Aさんの方が若いときの認知機能が高いとします。そして、年をとるにしたがって、同じスピードで認知機能が低下したとすると、認知症と診断されるラインに到達するのは、Bさんの方が早いでしょう。つまり、**もともと持ち合わせている認知機能のレベルが、発症年齢を左右することは十分あり得ます。**この意味では、若いときの過ごし方が大切といえるでしょう。

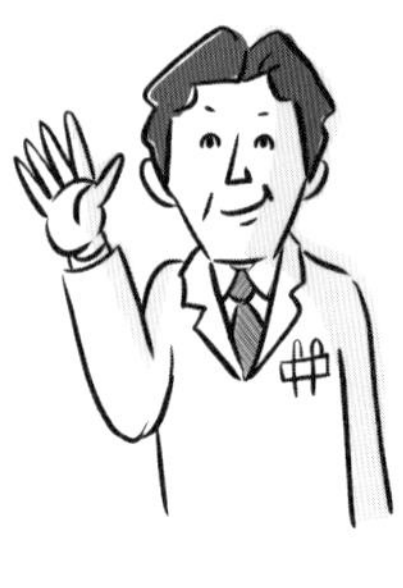

ただし、**学歴は認知機能と直接関係ありません。**いわゆる「高学歴」と呼ばれる人の多くは、真面目に学校や塾で教えてもらったことを身につけ、難関校の入学試験に合格、そして卒業できたという経歴を持つにすぎません。たいへん言いにくいのですが、高学歴でも認知機能が必ずしも高いとは思えない方もいますし、逆にすごく頭がいいのに、高校や大学に行かなかったという人もいるでしょう。ですから、**「高学歴の人ほど認知症の発症が少ない」という話は、少々ピントがずれている**と私は思います。

大切なのは、**「学歴そのものではなく、新しいことを学ぼうとする積極性があるか、知的な活動が好きか」**といったことではないでしょうか。

学生生活を終えて社会に出ても、いろいろなことを学んだり、新しいことにチャレンジすることはできます。日頃から頭を使って活動することが好きな人は、自ずと認知機能が鍛えられ、結果として、年をとって機能が衰えたとしても認知症になるのが遅くなるのではないでしょうか。

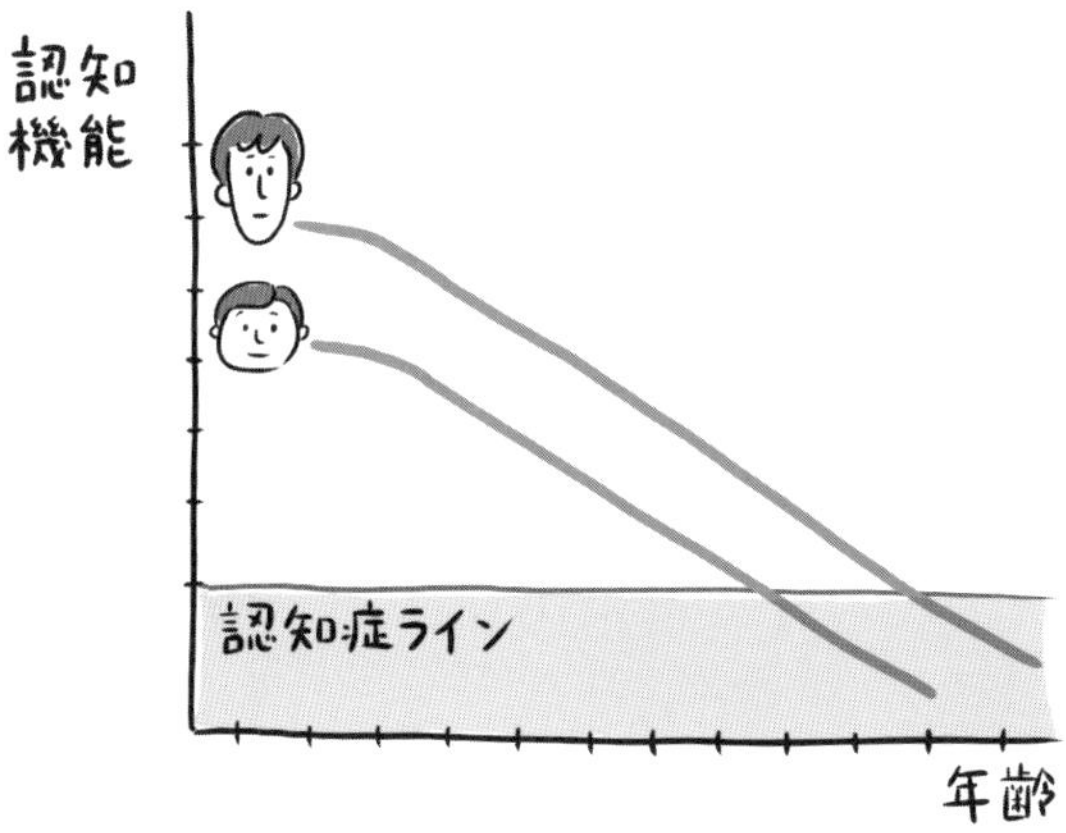

Q67

公務員・教師・サラリーマンは認知症になりやすい？

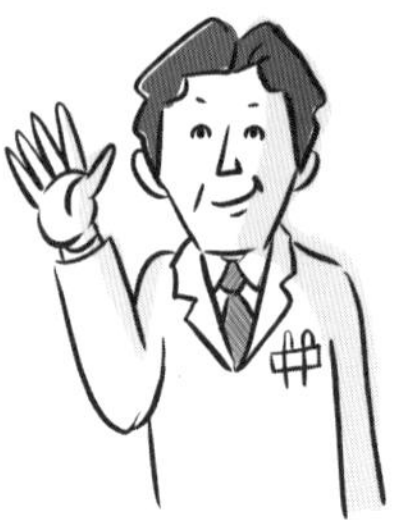

Answer

気にしなくてよいでしょう。

私の本職は「大学の教員」ですから、その話が本当だったら危ないですね（笑）。

職業と認知症の関係は、ある医師が出版した本がきっかけで話題になったようです。ちなみに、認知症になりやすいとされる職業の上位が「公務員」「教師」「サラリーマン」であるのに対して、なりにくい職業は、「政治家」「経営者」「芸術家」「職人」だそうです。

その理由としては、「公務員」「教師」「サラリーマン」は、共通して、与えられた仕事をこなしていれば給料がもらえるので、あまり脳を使わないそうです。一方の「政治家」や「経営者」、「芸術家」などは、常に決断を迫られる環境で、脳を活発に使っているのだそうです。

日頃の脳の使い方によって、年をとったとき認知機能が衰えるスピードに差が生じることは、確かにあり得るとは思いますが、ちょっと待ってください。何かおかしくないですか。

まず、**「どの職業が一番脳を使っているか」なんて一概にいえません。**サラリーマンがルーチンワークをこなしているだけなんて偏見です。逆に、たいへん申し上げにくいですが、政治家や経営者の中には、無能（無脳？）としか思えない人もいます。**優れた人は、どんな職業だろうと、自発的に行動し、新たな問題解決に取り組んでいるのではないでしょうか。**

また、どのようなデータに基づいて出された結論か分かりませんが、比べる母集団の数が全然違うように思います。わが国の職業別人口データによると、サラリーマン（企業等）は約5000万人、公務員は約350万人、教員は約130万人と、かなり多いのですが、それに対して、政治家、経営者、芸術家は（はっきりとしたデータがありませんが）、かなり少ないに違いありません。このように全体数が大きく異なるような集団間では「比較してはいけない」というのが統計学の常識です。なぜなら、ある人が認知症を発症した場合に、100万人中の1人と、100人中の1人だった場合には、まったく重みが違うからです。

それらしいことをいわれると「確かに！」といいたくなりますが、ちゃんと根拠がなければ、それは単なる「思い込み」です。テレビ番組や酒の席での「ネタ」としては使えるかもしれませんが、真剣に取り合うようなことではないと私は思います。

Q68

歩くのが速い人は認知症になりにくい?

Answer

調査データはありますが、因果関係は不明です。

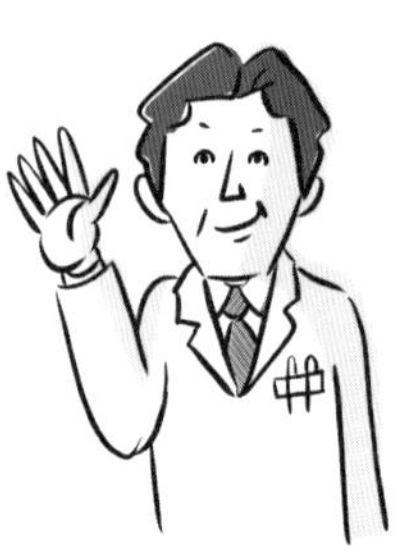

イギリスのある研究所では、60歳以上の約4000人を対象として、**「歩く速度と認知機能」**に関する調査を行い、**「歩行速度が速い人は認知症の発症リスクが64%低かった」**という解析結果を報告しています。

また、東北大学の研究グループは、宮城県の65歳以上の住民1万3900人を対象に、**歩く時間と認知症の関連**を調査し、**「一日の歩行時間が長いグループほど、認知症の発症率が低かった」**と報告しています。こうした報告を聞くと、「速く歩けば認知症になりにくい」「長い時間歩けば認知症になりにくい」と解釈しがちですが、ちょっと待ってください。

例えば、小学生の学力と体力の関係を調べると、学力テストの点数が高いグループは体力テストの点数も高いという関係が成り立つ場合が多いです。では、この結果を受けて「学力を上げれば体力がつく」といっていいのでしょうか？　相関関係にすぎないものを因果関係と混同してしまうと、誤った判断のもとになってしまうので気をつけなければなりません。

歩行と認知症には何らかの関係があるかもしれませんが、因果関係は不明だということです。

脳の機能が衰えてくると、歩くのが苦手になるため、認知症の前段階にある人が「歩行速度が遅い」「短い時間しか歩かない」というグループに振り分けられただけかもしれません。そこからいえるのは、**「認知症の前段階にある人は、早く認知症を発症しやすい」**という当たり前のことです。また、速く歩いていても認知症になった人もいるわけですから、**速く歩くことが決定的な予防策ではない**ことは明らかです。

私は「歩いてもムダ」といいたいわけではありません。因果関係が不明な調査データを持ち出して、あれこれ議論するのはそれこそ時間のムダですし、そうしたデータが誤った通説を生み出すこともありますから、注意していただきたいということです。

「健康だからこそ歩ける」。そして**「歩くことは健康維持に役立つ」**のは、間違いありません。毎日できるだけ歩きましょう。

Q69

「リウマチ」の人は認知症になりにくい？

Answer 関節リウマチの患者はアルツハイマー病を発症する割合が低いという研究結果が報告されています。

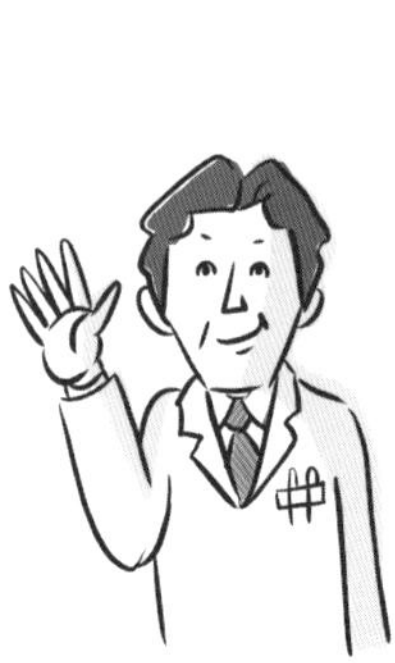

関節リウマチは、何らかの原因で免疫の働きが乱れ、手足の関節を包む**「滑膜《かつまく》」**という部分に慢性的な炎症が起こり、つらい痛みが続くとともに、放置していると関節が動かなくなる病気です。**「関節リウマチの患者さんにアルツハイマー病が少ない」**という調査結果が初めて報告されたのは、１９７０年代のアメリカからです。その後も同様な調査結果が報告されたため、「関節リウマチとアルツハイマー病に何らかの関係がある」と考える専門家が多いようですが、「アルツハイマー病患者は関節リウマチを併発しやすい」という報告もあるので、確定的ではありません。

関節リウマチ患者にアルツハイマー病が少ない理由としては、二つの仮説があります。

一つは、多くのリウマチ患者が治療のために継続的に使用している**非ステロイド性抗炎症薬（NSAIDs）が、アルツハイマー病の発症を防いでいる**という仮説です。

これを証明するため、代表的なNSAIDsであるインドメタシンやイブプロフェンなどをアルツハイマー病患者に投与する小規模試験が行われた結果、認知症の進行が抑制されたと報告されました。ただし、その後の詳しい研究から、**すべてのNSAIDsに効果があるわけではない**こと、アルツハイマー病の進行抑制に効果があるNSAIDsには**アミロイドβタンパクの産生を阻害する作用がある**ことなどが分かりました。**ただ残念なことに、大規模臨床試験では、今のところどのNSAIDsも有効性が確認できていないのが現状です。**

もう一つの仮説は、リウマチの関節中で産生される**顆粒球単球コロニー刺激因子（GM-CSF）**という物質が、アルツハイマー病発症の抑制に関わっているというものです。アメリカでは、人工的に製造されたGM-CSF（一般名：サルグラモスチム、販売名：リューカイン®）が白血病の治療にすでに使われているため、これをアルツハイマー病治療にも転用しようという研究が進んでいるようです。

いずれにしても、**関節リウマチ患者に関する研究を続けていけば、アルツハイマー病の新しい治療法が見つかる可能性が高そう**です。期待しましょう。

Q70

「歯周病」が「アルツハイマー病」の原因？

Answer

歯周病菌の出す毒素が脳内に炎症を引き起こし、神経細胞にダメージを与えると考えられています。

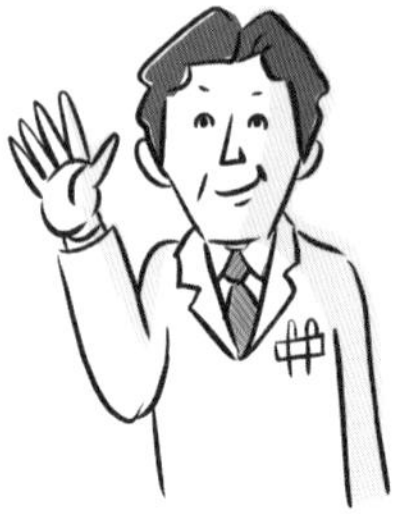

アルツハイマー病の原因がまったく分かっていなかった時代に**「脳炎症仮説」**や、**「感染症仮説」**が唱えられていましたが、**「アミロイド仮説」**が登場してから、それらの考えはほとんど無視されていました。しかし、近年、動物実験において脳内炎症を抑える薬によって病気の進行が抑えられることが示され、**「慢性的な脳炎症は病気の進行に伴うものではなく、原因そのものではないか？」**と考えられるようになってきました。また、アルツハイマー病の患者さんの脳に、**ウイルス**、**細菌**、ならびに**真菌**などの**微生物感染**が認められることから、**感染症との関連性を見直すべき**だと考えられるようになっています。

特に今注目されているのが、歯周病の原因となる**ジンジバリス菌とアルツハイマー病の関係**です。

ある研究によると、死後2時間以内の脳を検査したところ、アルツハイマー病患者では10例中4例でジンジバリス菌の菌体成分が検出され、アルツハイマー病ではない同年齢の10例にはまったく認められなかったと報告されています。また、同じアルツハイマー病患者を歯周病の有無で分けると、歯周病にかかっているグループの方が、かかっていないグループよりも認知機能の低下が大きかったとも報告されています。

また、そもそもジンジバリス菌の何が悪いのかを調べたところ、菌細胞膜に存在する**「リポ多糖」**という成分と、同菌が産生するタンパク分解酵素の**「ジンジパイン」**が悪さをしているらしいことが分かってきました。これらの物質は、脳内で炎症応答に関わる**「ミクログリア」**という細胞を活性化し、炎症を悪化させて病気の進行を早めると考えられます。

ただし、**健康な成人の場合、歯周病になったからといって急にアルツハイマー病になるわけではありません。**だんだん高齢になると、脳を守るしくみである血液脳関門（Q22参照）が緩くなり、ウイルスや細菌が脳に入りやすくなるようです。

高齢になっても歯の健康を維持し続けることは、認知症予防の関連からも大切だと思います。

Q71

「認知症予防には口腔ケアが大切だ」と歯医者さんからいわれましたが？

Answer

口腔ケアはとても大切です。

最近、**歯周病がアルツハイマー病の誘因になる可能性**が指摘されていますので、認知症予防のためにも、歯周病はきちんと治療した方がよいでしょう。

口腔ケアが認知症の予防や進行抑制に役立つ理由は他にもあります。

私は歯科の専門ではありませんが、ある会合で、認知症患者のお宅を訪問して口腔ケアの手助けをされている歯科医の方からお話をうかがう機会がありました。

まず、**認知症患者さんは総入れ歯の方がとても多い**ということです。しかも比較的若いときからすでに歯を失っている方が多く、そのことが発症を早めたとも考えられます。

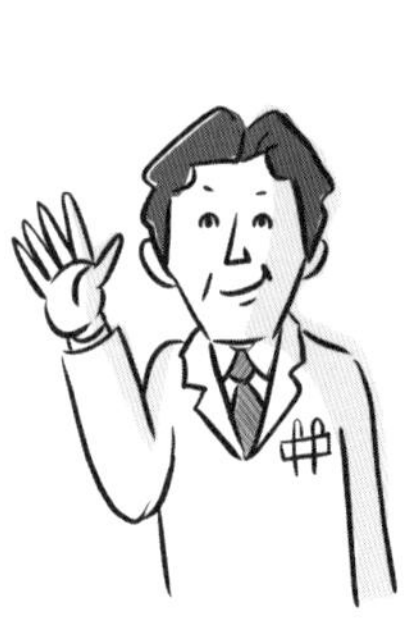

また、歯磨きも入れ歯の掃除もまったくしていないという方も少なくないそうです。ご家族も「歯どころではない」とお考えなのでしょう。結果的に、口臭がひどく、ご本人も食欲がわかないために、元気がないという悪循環になっているようです。さらに、**口の中が汚いと、誤嚥があったときに肺炎を引き起こす危険性が高くなります。**

こうした方々に歯科医としてできることは、専ら**「口腔ケア」**だそうです。歯のある方は歯をていねいに磨き、口の中をきれいにしてあげること、入れ歯の方はそれを掃除してあげることだけだそうです。ただそれだけで、**患者さんの様子が劇的に改善**するそうです。

口の中がきれいになると、食べ物の味がよく分かり、おいしいと感じられるようになるので、食欲がわいてきます。赤く腫れていた歯茎がきれいなピンク色に変わり、食べものをしっかりと噛めるようになります。しっかり食事がとれることで、栄養状態が改善します。精神的にも安定し、意欲がわいて、活動的になります。しっかり噛んで食事をすることと、適度に体を動かすことは、脳への良い刺激にもなります。口臭がなくなると、部屋の臭いもなくなり、みんなが気持ちよく関わり合えるようになります。誤嚥性肺炎の危険性も減ります。

口腔ケアは、認知症患者さんの症状を改善するのに役立つだけでなく、予防にもなると思います。

若いうちから、口の中を健康に保つ意識を持つことが大切でしょう。

Q72

タバコは認知症の危険因子でしょうか？

Answer

喫煙は認知症の発症リスクを高めます。

タバコは「百害あって一利なし」です。 燃やした煙の中には、タールなどの有害物質が含まれており、これを習慣的に吸引することで**肺がん**になってしまうことは、よく知られている通りです。また、たいして歩いていないのに息切れするようなら、慢性閉塞性肺疾患（COPD）という呼吸障害で、その原因の90％は喫煙習慣だといわれています。

認知症に関しても、**喫煙者の方が認知症を発症しやすい**ことを裏付ける調査結果がたくさんあります。

例えば、オランダの研究グループが、平均年齢70歳前後の６８７０名を対象に、直近《ちょっきん》の喫煙状況と認知症リスクの関連を調べたところ、喫煙中の人は、喫煙歴のない人に比べてリスクが2倍程度高かったそうです。また、米国カリフォルニア州で、平均年齢72歳の健康保険加入者2万1123名を、平均23年間にわたって追跡調査したところ、最終的に5367名が認知症と診断され、60歳前後の時期に1日2箱以上喫煙していた人では2倍以上リスクが高かったそうです。**喫煙が認知症の危険因子であることは明らかです。**

タバコに含まれるニコチンは、血管を収縮させる作用があり、脳卒中や心臓病の誘因になりますから、脳血管性認知症のリスクを高めることは間違いありません。加えて、アルツハイマー病の発症リスクも喫煙によって高まることが示唆されています。

例えば、アメリカ・チリ・スペインの共同研究チームが2013年1月の『Nature Communications』誌に発表した論文では、アルツハイマー病モデルマウスを用いて、3カ月齢から10カ月齢までの7カ月間、週5日タバコ煙に曝されるという実験が行われ、**「老人斑」「神経原線維変化」「慢性炎症」というアルツハイマー病に特徴的な病変が喫煙によって促進された**と報告されています。

20年ほど前には、「喫煙者の方がアルツハイマー病になりにくい」ことを示唆した研究論文が発表され話題になりましたが、その後著者らがタバコ会社から研究資金援助を受けていたことが発覚し、その信ぴょう性が疑われていることを申し添えておきます。

Q73

「緑茶は認知症予防になる」と聞きましたが？

Answer

「緑茶をよく飲む人に認知障害が少ない」という報告はありますが因果関係は不明です。

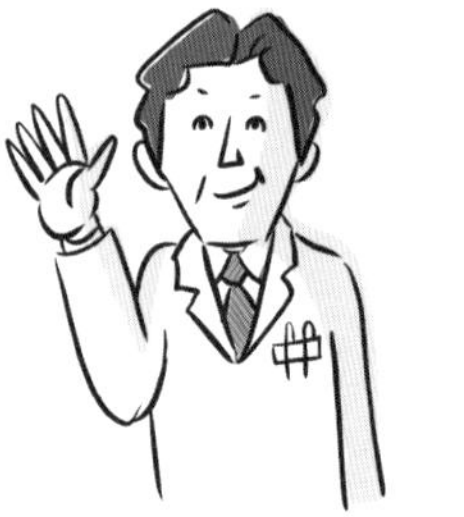

古来中国から伝わったといわれる**緑茶**ですが、日本人にとっては特別な飲み物として好まれています。ただ、近年は「にがい」「いれるのが面倒」などの理由で、特に若者に緑茶を飲む習慣が減っているともいわれます。そんな中、緑茶の良い点を見直そうという動きとして、健康効果が話題になるようになりました。

緑茶には、ポリフェノールの1種であるエピガロカテキン-3-ガレート（EGCG）という化合物が含まれており、**抗酸化作用や細胞を保護する作用などがある**ことから、**老化や病気の予防に役立つ**と期待されています。

緑茶と認知症の関係についても、さまざまな研究が行われているようです。

例えば、東北大学の研究チームが行った研究成果が2006年の『American Journal of Clinical Nutrition』誌に発表されています。研究チームは、仙台市鶴ヶ谷地区に住む70歳以上の1003人を対象に分析を行いました。お茶類の摂取頻度を「1週間に3杯以下」「1週間に4杯以上〜1日1杯」「1日2杯以上」の3段階にグループ分けして、認知機能を評価するMMSEというテストの点数との関連性を調べたところ、**緑茶の摂取頻度が多いグループほど、認知機能の低い人の割合が少ない**ことが分かりました。ただ、こうした研究で注意しなければならないのは、「緑茶をのむ習慣と認知機能に何らかの関連がある」というだけで、「緑茶をのめば認知症を防げる」という因果関係は示されていないということです。また、**緑茶をよく飲んでいても認知症を発症する人はいる**ので、決定的な予防策でないのは明らかです。

私は「緑茶に効果がない」といいたいわけではありません。緑茶以外の飲み物や食べ物にもそれぞれよい点がありますから、**緑茶も含めて、いろいろな食品をバランスよく摂って、健康維持に努めることが大切**なのだろうと思います。

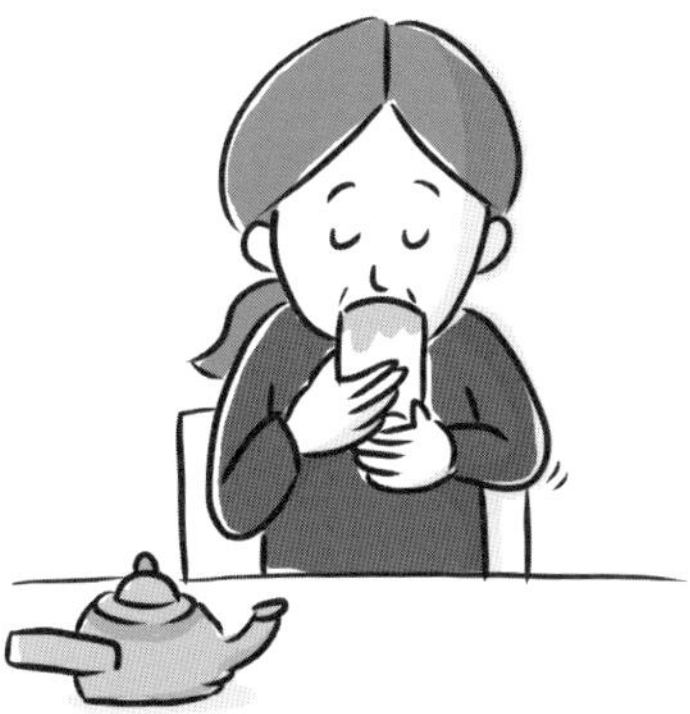

Q74

赤ワインには認知症予防効果があると聞きましたが？

Answer

ポリフェノールには認知症予防に役立ちそうな作用がありますが、赤ワインを飲めば認知症が防げるというわけではないと思います。

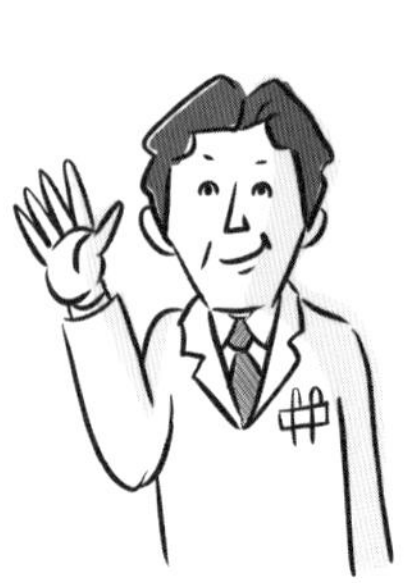

栄養と健康に関してよく耳にするのは、「○○に含まれる○○という成分が体にいい」という情報ではないでしょうか。**「赤ワインのポリフェノールは体にいい」**というのも、その一つです。**「フレンチ・パラドックス」**という言葉をご存じでしょうか。「フランス人は、喫煙率が比較的高く、乳脂肪の消費量が多いにもかかわらず、心臓病の死亡率が低い」という疫学調査結果を指しています。そして、このデータに対する説明として、フランスのある学者が「赤ワインの消費量が多いから」という仮説を提唱したため、赤ワインの健康効果が一気に注目されること

になったのです。

赤ブドウの皮には、ポリフェノールの1種であるアントシアニン類が含まれており、抗酸化作用があるために虚血性心疾患や動脈硬化などの予防に効果があると考えられています。ただ、アントシアニン類は、ほとんどの食用植物に普遍的に存在する色素なので、**赤ブドウが特別とみなす根拠としては弱い**と思われます。

認知症に関しては、やはり赤ブドウの皮に含まれる、別のポリフェノールの**「レスベラトロール」**が注目されています。私自身も実験に用いたことがありますが、確かに抗酸化作用を持ち、アルツハイマー病の原因物質と考えられているアミロイドβタンパクの凝集を阻害する作用もあります。「動物に与えると認知機能が向上した」という研究論文も発表されています。

ただし、2018年6月の『Nutrients』誌に、スイスの研究チームが気になる報告をしています。**「男性は赤ワインの摂取頻度が高いほどアルツハイマー病の発症リスクが低かったが、女性では逆にリスクが上昇する」**というのです。女性は、赤ワインを飲まない方がいいのかもしれません。その理由は不明です。

体にいい食品は他にもいっぱいあります。「赤ワインは効くか」と考えるよりも、適量をおいしく飲んで楽しめればそれでいいのではないでしょうか。

Q75

睡眠不足だと認知症になりやすいと聞きましたが？

Answer

睡眠をとらないと、脳にAβがたまると報告されています。

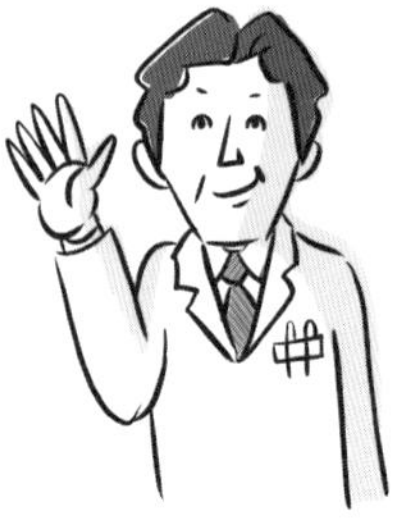

「地球上のすべての生き物が睡眠をとる」といわれています。言い換えれば、**睡眠は生命維持に必要不可欠で、睡眠をとらないと生き続けられない**ということです。

睡眠の生理的意義については、①エネルギー節約と体力の回復・向上のため、②肉体の成長を促すため、③心の休息とストレス緩和のため、④精神安定のため、⑤脳の発育のためなどがあげられます。

良質の睡眠をとることは、体や心の健康維持に大切であることは明白ですし、睡眠不足はさまざまな体や心の変調をきたすであろうことは容易に想像がつきます。加えて、睡眠不足と認知症を関連づける科学的な説明が、２００９年の『Science』誌に発表されました。

　米国ワシントン大学の研究チームは、アルツハイマー病モデルマウスの脳波を測定することで、「覚醒と睡眠のサイクル」をチェックしながら、脳内に差し入れた微小のプローブを使ってＡβ量を測るという実験を試みました。その結果、元来夜行性のマウスは、暗期に覚醒し、そのときはＡβ量が増加し、明期に覚醒時間が減少してＡβ量が減少することが明らかになりました。また、ヒトの脳髄液中のＡβ量を測定する実験も行い、日中覚醒しているときはＡβ量が増加し、就寝すると睡眠時間が経つにつれＡβレベルが減少することを確認しました。

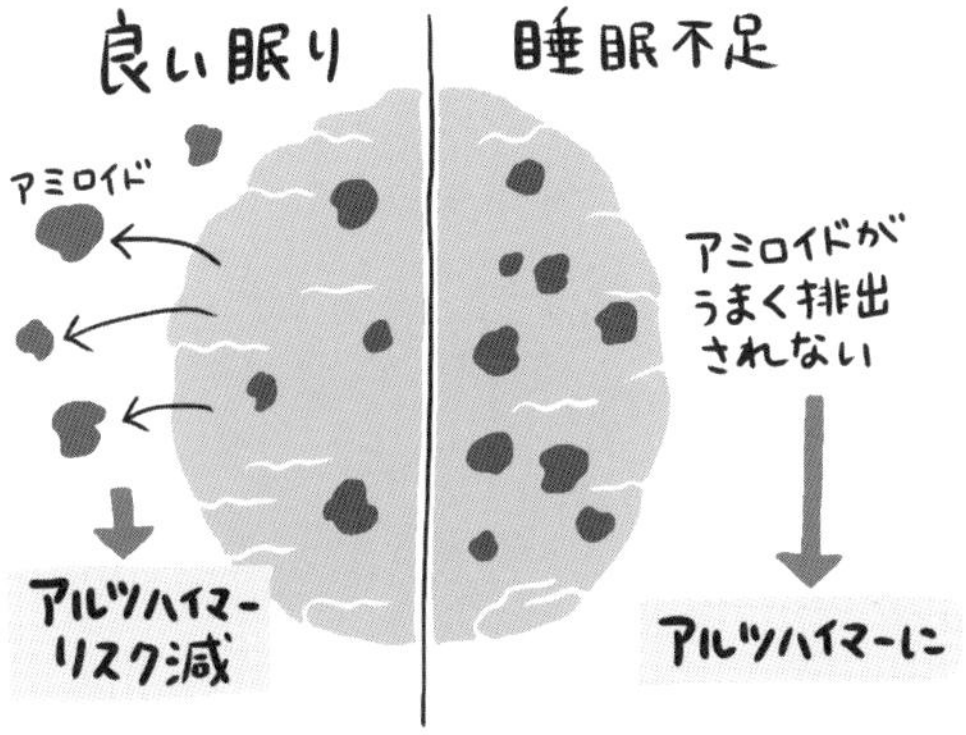

　さらに、ちょっとかわいそうな気がしますが、マウスを長時間眠らせないようにすると、脳内のＡβ量が高く維持されたままになり、アミロイド斑ができやすくなることも報告しています。
　つまり、**脳内で産生されたＡβは、睡眠中に脳の外へ排出されるが、睡眠不足になると排出が起こらず、脳内にＡβが蓄積し、ひいてはアルツハイマー病を引き起こす**と考えられます。

Q76

睡眠薬を使っていると認知症になりやすい？

Answer

適切に使うのは問題ありません。

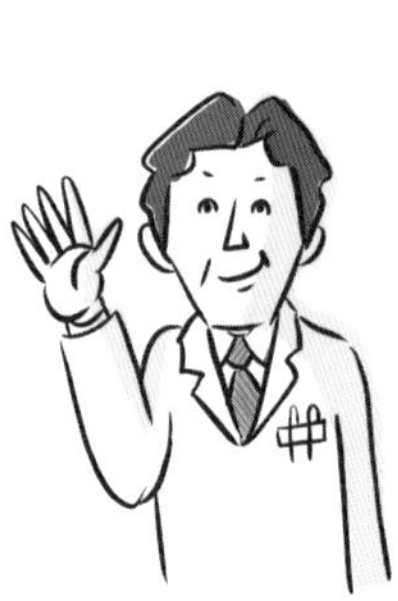

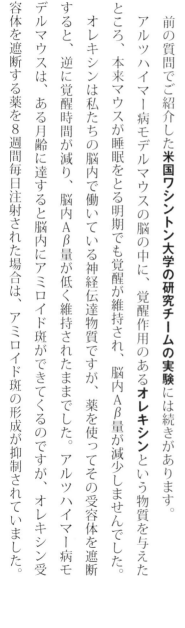

前の質問でご紹介した**米国ワシントン大学の研究チームの実験**には続きがあります。

アルツハイマー病モデルマウスの脳の中に、覚醒作用のある**オレキシン**という物質を与えたところ、本来マウスが睡眠をとる明期でも覚醒が維持され、脳内Aβ量が減少しませんでした。

オレキシンは私たちの脳内で働いている神経伝達物質ですが、薬を使ってその受容体を遮断すると、逆に覚醒時間が減り、脳内Aβ量が低く維持されたままでした。アルツハイマー病モデルマウスは、ある月齢に達すると脳内にアミロイド斑ができてくるのですが、オレキシン受容体を遮断する薬を8週間毎日注射された場合は、アミロイド斑の形成が抑制されていました。

オレキシン受容体を遮断する薬は、実際にヒトで睡眠薬として用いられているので、この結果は**「ある種の睡眠薬を使っていればアルツハイマー病の発症を防げる」**と解釈することができます。しかし、現実には、**睡眠薬を使用している人が認知症になりにくいという知見は聞いたことがありません。**

それどころか、**一部の睡眠薬には、記憶障害を生じさせることがある**といわれています。特に、効き目が早く、寝つきが悪いという人に用いられるタイプの薬が該当します。このタイプの薬は、かつて高齢者によく用いられたのですが、近年は敬遠される傾向にあります。ただ、**睡眠薬が認知症をまねくという確固たる証拠があるわけでもありません。**

睡眠時間が短くても、すっきり日中活動ができるようであれば、睡眠薬は必要ないと思いますが、毎日つらいようなら、あまり強くない睡眠薬を使ってもよいでしょう。

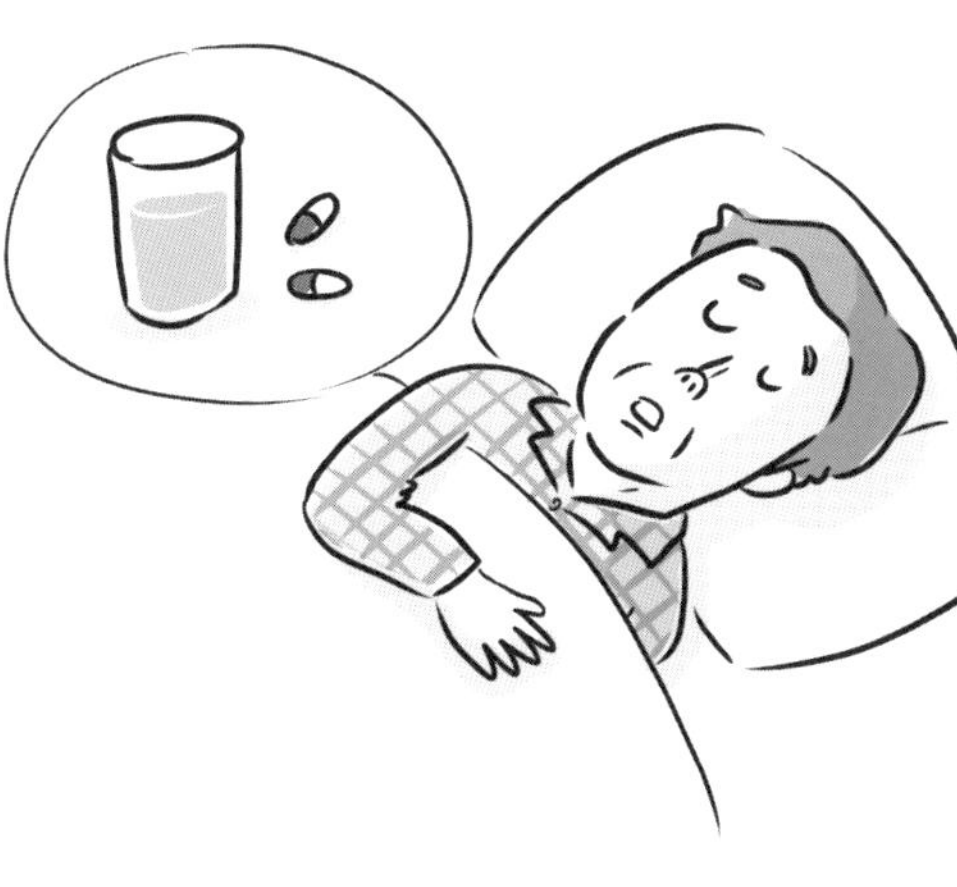

Q77

温泉は効果がある？単なる銭湯でもいい？

Answer

真の効果は分かりませんが、温泉はいいと思います。

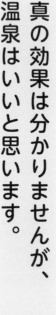

そもそも私たちの皮膚は、細菌や毒などの異物が体外から体内に入ってこないように守る、鎧《よろい》や兜《かぶと》のような働きをしていますから、常識的に考えて、温泉に浸かったからといって、温泉の成分が皮膚を通過して体の中に入って何か効果を発揮するということは考えられません。ですから、「温泉の成分と効果を研究しても、あまり意味がないかな」と私は思います。

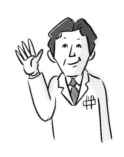

ただ、**温泉に入ると、心や体が癒やされる**ということはあります。私自身も温泉は好きです。それは、温泉の成分がどうのこうのではなく、日常生活から解放され、ゆったりしたひとときを過ごし、宿でおいしい食事をしたり、景色を楽しんだり、そういったすべてのことが温泉の

効能に結びついているのではないでしょうか。ですから、本物の温泉でなくても、温めた水を露天風呂に入れていても同じ効果があるような気がします。

ときどき「ある温泉宿の温泉が本物ではなかった！」などというニュースを耳にしますが、私個人の感想としては、いいサービスを提供してくれる宿ならば、別に本物の温泉でなくてもいいのではないかと思っています。

〝お守り〟は単なる「心の拠り所」であることは多くの人が知っており、真剣に「お守りは本当に効くのか？」と議論する人はいないでしょう。それと同じように、真剣に「温泉は脳にいいか？」などと議論する必要はないのではないでしょうか。

温泉が好きな人は温泉に入り、銭湯が好きな人は銭湯に行けばいいのです。

ただし、あまり熱いお湯に急に入ると、心臓に負担がかかりますので、もともと心臓病をかかえている方は気をつけましょう。

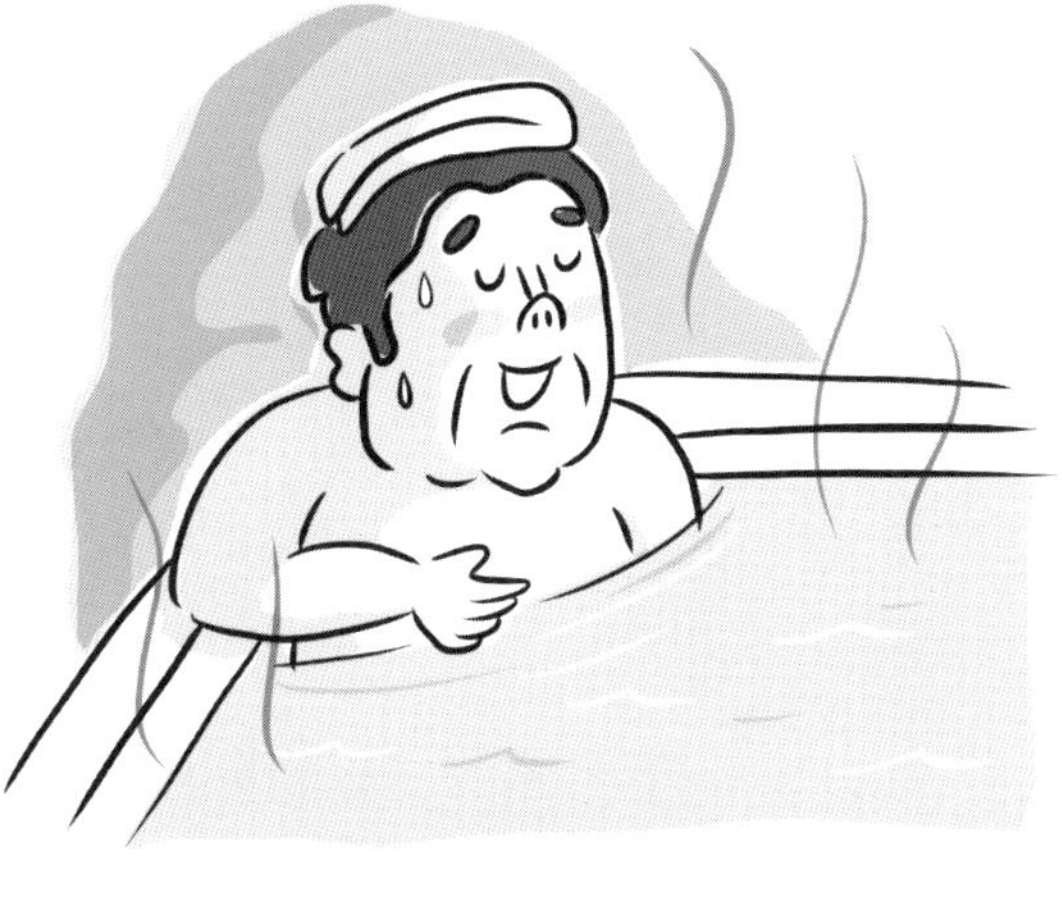

Q78

酸素カプセルは効果がありますか？

Answer 必要以上に酸素を吸入しても無意味です。

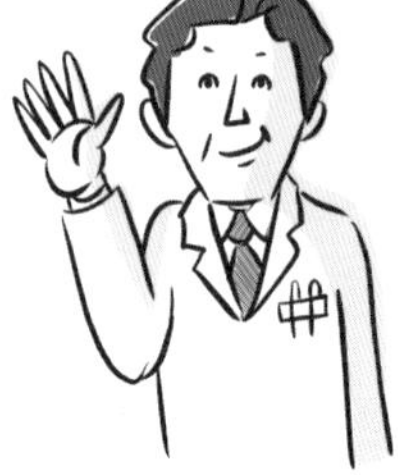

脳は常に活発に活動しており、たくさんの酸素と栄養が必要ですから、**脳梗塞**や**脳出血**などの**脳血管障害**が起きると、神経は大きなダメージを受け、ひどいと**死滅**してしまいます。したがって、認知症予防の観点からも、**脳の血流が途絶えることなく、十分な酸素が神経細胞に与えられることは大切**です。

血液中で、酸素を運ぶ役割を果たすのが**「赤血球」**です。赤血球は、円盤状の小さな血球細胞の1種で、血液中を浮遊していますが、体内の他の細胞と決定的に違うのは、核その他の細胞小器官を持っていないことです。骨髄で、造血幹細胞から赤血球が作られるときには、**「脱殻」**

というプロセスがあり、細胞内にある核などを捨ててしまうのです。他の細胞は、核や細胞小器官を使って、細胞分裂や代謝反応などを行いますが、赤血球は行いません。

赤血球が果たすべき仕事は「酸素を運ぶ」ことであり、それ以外の活動は「酸素を無駄に消費する」ことにつながるので、あえて細胞小器官を捨ててしまったのでしょう。山に登るとき、余計な荷物は持たずに、できるだけ身軽にするのに似ていると思います。

そして、「酸素を運ぶ」という唯一の使命を果たすために赤血球が持っているのが、**ヘモグロビン**というタンパク質です。ヘモグロビンには酸素が結合しやすく、私たちが普通に呼吸をして、特に息苦しくなく過ごせているときには、肺の近くを通る血液中の赤血球のヘモグロビンには、ほぼ１００パーセント飽和状態で酸素がついています。運動したりすると、ヘモグロビンにつく酸素が一時的に減ることはありますが、呼吸と心臓の動きを速くして酸素をたくさん取り込むことによって、すぐに回復させることができます。

酸欠状態になって全身が真っ青になっているのなら別ですが、普通に健康な人が酸素カプセルに入っていても、酸素が１００パーセント結合しているヘモグロビンにそれ以上酸素はくっつきませんので、体内、ましてや脳には届かず、空気中に垂れ流しになっているだけです。

カプセル内で癒やされた感じがするのは、酸素のおかげではなく、他の要因による錯覚にすぎません。

Q79

脳の活動を測った画像を見たことがありますが…？

Answer

fMRIという技術が使われます。

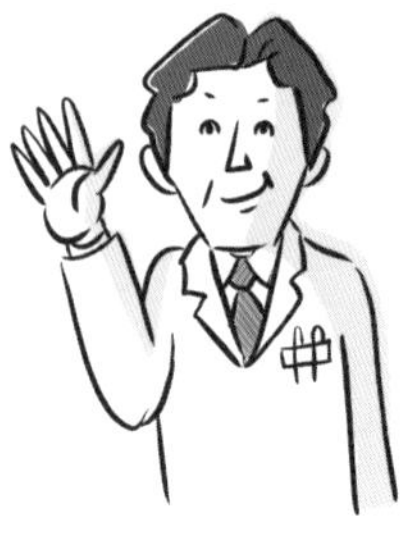

脳の中がどうなっているのか知りたいときに、いちいち手術をして頭蓋骨の中を見るのはたいへんです。そのために、最近は、放射線や磁気、光などを利用して、体を傷つけずに中の様子を知ることができる方法が開発されています。

脳の中にある神経細胞がどれくらい活動しているかを知る方法としては、**SPECT**（Single Photon Emission Computed Tomography、単光子放出断層撮像法）や、**PET**（Positron Emission Tomography、陽電子放出断層撮像法）という技術があり、放射性物質を注射して、その体内分布を測定します。その放射性物質は、体内で速やかに分解されるので、ほとんど害がないとはいえ心配ですね。

放射線を使わない方法の一つとして、**fMRI**（機能的磁気共鳴画像法：Functional magnetic resonance imaging）があります。MRIの原理は難しいのですが、おおまかにいうと、強力な磁気を体外からあてて、体内の原子の変化を検出する方法です。CTよりも分解能が高いので、脳梗塞などの検査に使われます。これをさらに発展させたのが、fMRIです。その中にもいろいろな手法がありますが、もっともよく使われているのは、**赤血球中のヘモグロビンの変化を検出する方法**です。

Q78でお答えしたように、ヘモグロビンは酸素を結合して運ぶ役割を果たすタンパク質ですが、その変化がMRIで測定される信号に影響することが分かっています。具体的には、酸素がついていない状態のヘモグロビンには磁性があるので、血流が悪くなるとMRI信号が減少します。一方、酸素がついたヘモグロビンには磁性がないので、MRI信号に影響しません。つまり、新鮮な血液がどんどん供給されているときほどMRI信号は増えます。

この原理に従えば、何か作業をしている人の頭部をMRIで調べ、作業を行う前後で信号を比べたときに、特定の脳領域でMRI信号が増えていたら、その脳領域で「酸素がついたヘモグロビンの割合が増えた」と推定でき、さらに「局所の血流が増えた」と考えることができるのです。

Q80

脳血流と神経活動の関係を知りたいのですが…？

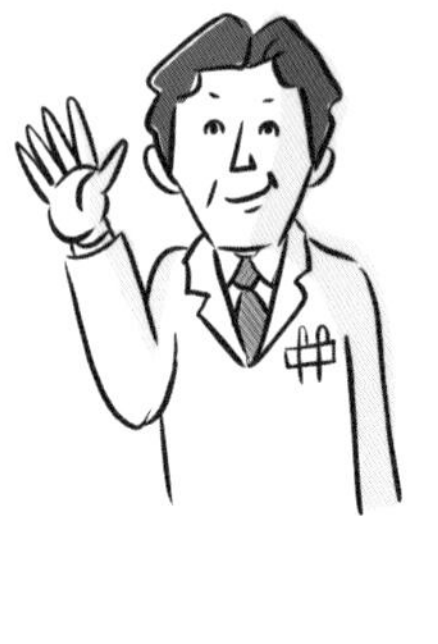

Answer 必ずしも一致しません。

前の質問でお答えしたように、ｆＭＲＩで測定されるのは、**「大脳表面で酸素と結合したヘモグロビンの量が増えている」**ということだけです。ヘモグロビンは血液中にあり、新鮮な血液がどんどん供給されるためには、血液の流れが速くないといけませんから、「酸素を結合したヘモグロビンが多い」＝「局所の血流が増加している」と類推することはあまり問題ないと思います。

しかし、血管と神経細胞は別物ですから、血流が増えている場所で「神経細胞がよく活動している」と単純にいうことはできません。

神経細胞が活動するのに必要なエネルギーは、酸素を使って作られます。そのため、神経細胞が活動しているときには、その周辺にある血管の中にあるヘモグロビンに結合した酸素が血管の外に移動して、神経細胞に供給されていきます。需要と供給のバランスがとれていれば問題ありませんが、酸素の供給が足りなくなると、神経細胞は酸欠になってしまいますので、それを防ぐために、神経細胞は、「もっと酸素をくれ！」という信号を血管に送ります。その信号を受け取った血管は、拡張することによって、血流を増やして速やかに酸素を供給できるようにします。どのようなしくみで、神経細胞から血管に信号が送られているかは十分解明されていませんが、神経細胞と血管の間にある他の細胞が関係していることが分かりつつあります。

具体的には、神経細胞と血管をつなぐように存在する**「アストログリア細胞」**や、血管の外側にとりついている**「周皮細胞（ペリサイト）」**が、神経細胞の変化を感じとって、血管に伝える役割を果たしているようです。

したがって、たいていの場合は、**「神経細胞が活発に活動すると、その周辺の血管が拡張して血流が増える」**という原理が成り立つでしょう。しかし、神経細胞が過剰に興奮しているときや、血流障害があるときには、神経活動に血管が応答しきれないこともあります。また、神経細胞が活動していなくても、何らかの理由で血流が変化することもあります。

ｆＭＲＩのデータから、局所の脳血流が増えていることが分かったとしても、それが必ずしも神経細胞の活動を反映しているとは限らないのです。

Q81

帽子のようなものをかぶって脳の活動を測る検査がある？

Answer

脳波検査と光機能画像法があります。

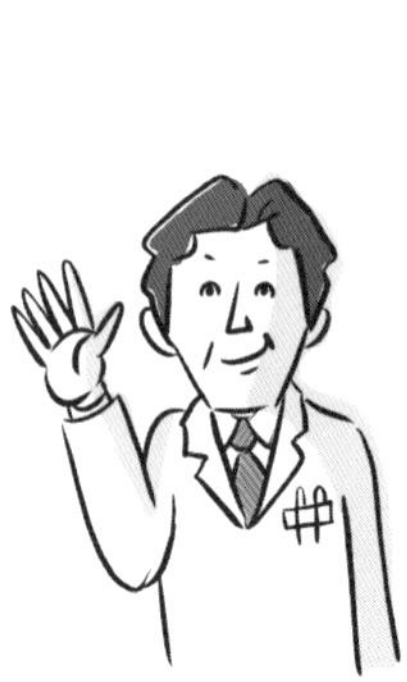

帽子のようなものをかぶる検査法は、二つほどあります。

一つは、**「脳波」**を測定する方法です。神経細胞が活動するときには電気信号を発生しますから、その電気信号を捉えることができれば、神経活動の変化を知ることができます。脳の中に直接細い金属の針を入れて測定すれば、詳しい解析ができるのですが、手術がたいへんです。脳内で発生する電気信号は、頭の外側からでも検出できますが、非常に微弱なので記録が難しいです。そこで、たくさんの電極を並べて帽子に配置し、それをかぶることによって、**脳全体から発生する電気信号をまとめて頭皮上で記録**したのが脳波です。

脳波検査の**長所は、神経活動を直接測れる**ということです。**短所は、信号が出ている脳の場所を特定できない**ことです。てんかんなど、脳のどこかで神経活動に異常があることを診断するのには使えますが、脳機能局在の解析には向きません。

もう一つは、**「光機能画像法」**です。近赤外光は、赤外線の中で比較的波長が短い光線で、頭皮上から当てると、頭皮、頭蓋骨を通り抜けて、脳内に届きます。大脳の表面を流れる血液中のヘモグロビン量が増減すると、近赤外光の透過率が変化します。この検査に用いる帽子には、「近赤外光を出す装置」と「光センサー」がつけられており、反射光の変化を画像化して、大脳表面の血流変化を推定します。装置を製造・販売しているメーカーによって、**「NIRS(ニルス)」**とか、**「光トポグラフィ」**とも呼ばれています。

測定が比較的簡単なことがこの方法の長所です。よくテレビ番組で「脳の活動をみる実験」と称して、人が帽子型の測定装置をかぶり、前頭部の変化を映像として見せているのは、まさにこの方法です。インパクトがあるので、「脳の活性化」をうたった商品の広告やマーケティングにも利用されています。しかし、測定されるのはあくまで血流変化であり、必ずしも神経細胞の活動を反映しているとは限りません。頭皮の血流変化が邪魔をして、脳内の変化を正しく測定できないこともあります。

最近は、うつ病の補助診断にも応用されていますが、精度はあまり高くありません。

Q82

「脳の活性化」という言葉をよく聞きますが？

Answer

定義があいまいな俗語ですので、使わないほうがよいです。

10年ほど前から、「簡単な計算や音読を繰り返すだけで脳の機能が高まる」という考えに基づき、**「脳トレーニング」**とうたったドリル本やゲームソフトが出始めました。それに合わせて、**「脳の活性化」**という言葉が突如使われ始めましたが、何となく「脳が刺激されて働きがよくなる」というイメージだけで、定義がはっきりしていません。

fMRI（Q79参照）や**光機能画像法**（Q81参照）では、何か作業を行う前後での脳血流の変化を疑似カラー表示するので、色濃く示された場所が「脳が活性化された状態」と説明されると、確かに分かりやすくインパクトがありますが、この解釈にはいくつかの問題があります。

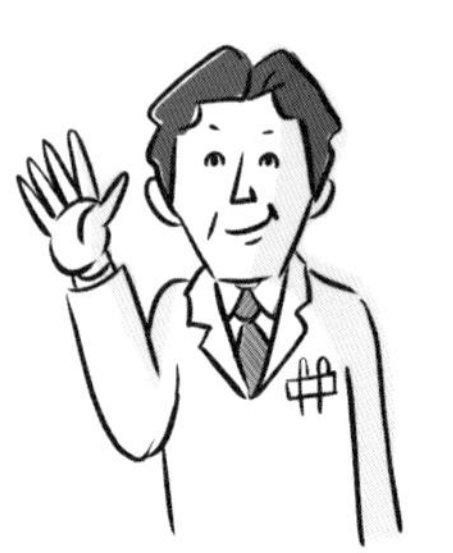

第1に、測定データとして示されるのは、作業を行う前後での「変化率」です。下の図のような場合、血流量の増加分は左右でほとんど同じですが、作業前の血流レベルが違うために、左では変化率が400%増、右では75%増と計算されます。変化率だけから、左の方がより脳が活性化しているといってよいのでしょうか。

第2に、信号が増えたら活性化、増えていなければ活性化していないと決めつけてはいけません。「必要に応じて神経の活動を抑える」ことも、脳の働きとして重要です。活動が低下した場合も、活性化の一側面を表していると考えるべきです。

第3に、特に光機能画像法では、前頭前野の変化を測定することが多いですが、そもそも前頭前野は、会社組織の取締役のように、下位脳の活動をコントロールする役割を果たしていますから、やり慣れたことをやるときにはあまり働かず、未経験の新しい仕事を行うときに活発に働きます。前頭前野だけを見て、判断していいのでしょうか。

「脳の活性化」という言葉は、学術的には用いられません。商品マーケティングのために利用されている俗語ですので、だまされないように注意しましょう。

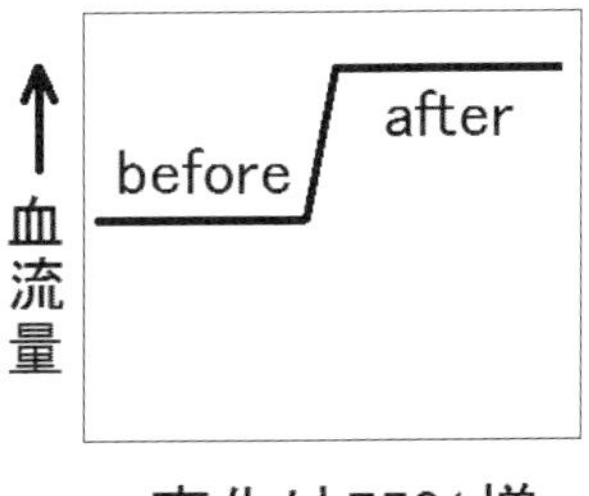

変化は75%増

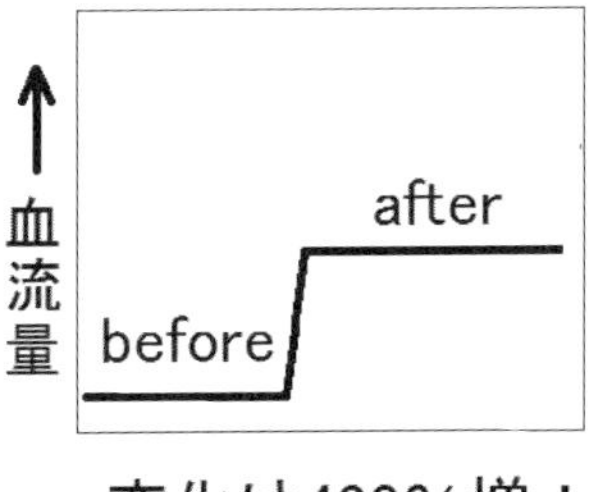

変化は400%増！

Q83

「認知症には座禅がいい」と聞いたことがありますが？

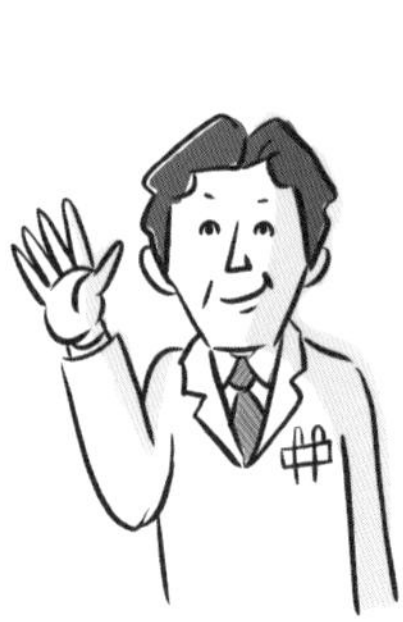

Answer ストレス軽減には役立つでしょう。

座禅とは、仏教で姿勢を正して座った状態で精神統一を行う、**禅の基本的な修行法**です。最近は、ご質問のように、健康法の一つとして話題になることが増えてきました。

認知症に関しても、「30分程度の座禅を習慣にしている人は、そうでない人よりもアルツハイマー病の発症リスクが低い」という調査報告もあるようです。しかし、だからといって、**「座禅をすれば認知症予防になる」と考えるのは短絡的すぎます。**他の質問でもお答えしているように、相関関係と因果関係は別物だからです。

もし、座禅が健康によいとすれば、ストレスと関係があるかもしれません。

私たちが、日中活動しているときは、環境の変化や周囲からの刺激を受けて、それらに応答するために肉体と精神を緊張させています。これが**ストレス**です。**ストレス自体は体や心を守るために大切な生体反応です。しかし、この状態が長く続くと体や心が耐え切れなくなってしまいます。それを避けるために「休息」が必要なのです。**

休息の一つの方法が**「睡眠」**です。睡眠をとっても、心が休まらないと感じるならば、どこかで日中の環境や生活パターンを改める必要があります。そのきっかけの一つが座禅なのかもしれません。

また、座禅をしている人は、それだけ生活にゆとりがあるのではないでしょうか。私自身も、「たまにはゆったりと座禅でも……」と思うことがありますが、忙しくて時間がとれません。座禅を習慣にできるくらいのゆとりを持った方がよいということでしょう。

付け加えると、生活に休息を取り入れたり自分を見つめなおす時間をつくるのは、座禅だけではないと思います。ゆったりと湯船につかったり、コーヒー片手に読書をしたり、音楽を聴いたりと、「オフ時間」の過ごし方はいろいろあるでしょう。ちなみに私は毎日自宅と職場の電車通勤に片道1時間半くらいかかっていますが、幸い始発駅を使えるので、ほぼ毎日座って通っています。たとえ満員電車だったとしても、誰にも声をかけられることなく、本を読んだり、考えごとができるので、私にとって貴重なオフ時間になっています。

Q84

カーナビは使わないほうがいいのでしょうか？

Answer

そんなことはありません。

認知症の記憶障害は、脳の中の**「海馬」**が衰えることで生じますから、それを防ぐには**「日常的に海馬を使って適度な刺激を与える」**ような暮らしをすることです（※「認知症本当に知りたいこと101」Q98参照）。具体的には、海馬は空間記憶に関わっているので、**「積極的に外出し、頭の中でどこを移動しているか考えながら歩いたり車を運転するのがいい」**と私はお勧めしましたが、ご質問の意図は、「カーナビを使うと海馬をあまり使わなくなるのではないか」ということだろうと思います。

「カーナビ」は、「カーナビゲーション」の略称で、自動車の走行時に現在位置や目的地への

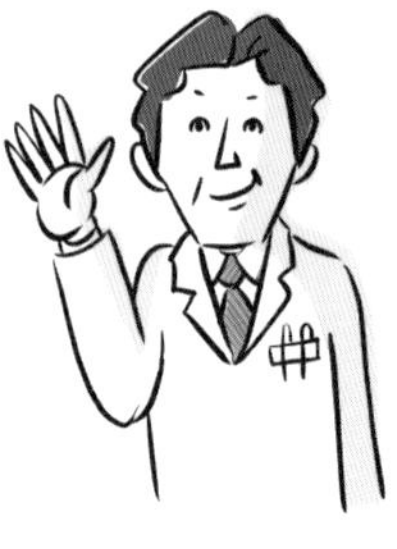

経路案内を行う機能、またはその機能を備えた電子機器のことです。昔のように道路地図で探さなくても、行ったことのない目的地でも間違いなく行けるのでとても便利です。

しかし、よく考えてみると、**カーナビに頼ったとしても、海馬を使わないと目的地には行けないと思います。**私は、あまりカーナビを信用していないので、目的地までの道のりの全体像を頭に描きながら、道路状況に応じてカーナビの指示とは違う道を選んで車を走行させることもあります。

また、カーナビの指示通りに走行する人でも、現在地と目的地の位置関係を意識しながら運転するでしょうし、「１００m先を右に曲がってください」という指示に応じるためには、位置や方向を考えないと曲がれないはずです。ですから、カーナビを使いながら車を運転している人は、何もしていない人よりは、間違いなく海馬を使っていますのでご心配なく。

付け加えると、最近は**「自動運転システム」**が開発されています。ハンドル操作やアクセルとブレーキの使い分けまで、すべて車が自動的にやってくれるそうです。

こうしたシステムを使えば、「まったく頭を使わなくても目的地まで行けるので、脳が退化する」といった議論が一部で持ち上がっているようですが、私はばかげていると思っています。なぜなら、怖すぎて１００パーセント自動車任せにする人なんていないでしょう。

Q85

においと記憶の関係を知りたいのですが？

Answer

においと記憶は、意識下で強く結びついています。

20世紀初頭フランスの文豪マルセル・プルースト作の小説『失われた時を求めて』の中に、次のような話が書かれています。

小説の主人公がある日とても寒がっているのを見て、母は紅茶を飲むように勧めました。主人公は普段紅茶を飲まないのですが、そのときは珍しく飲むことにしました。一緒に出されたマドレーヌのかけらを紅茶に浸し、スプーンですくって口に入れたとき、主人公は突然すばらしい快感を覚えました。それがいったい何なのかを考えるうちに、かつて少年時代に叔母が出してくれた、ティユールという菩提樹のお茶に浸したマドレーヌを口にしたときの感覚で

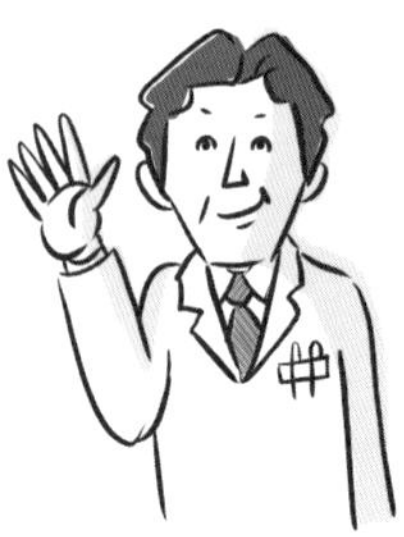

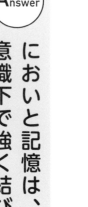

あることに気づき、それをきっかけに、長い間思い出すことのなかった少年時代を過ごした田舎町での記憶が、次々と甦《よみがえ》ってきたのです。

このように、**においの刺激が、それにまつわる過去の記憶を呼び起こす現象を、心理学では、作者プルーストにちなんで「プルースト効果」といいます。**

プルースト効果は、実際にも認められます。例えば、交通事故で記憶喪失になった少年が、町で塗装作業に用いられていたシンナーのにおいをかいだとき、突然に記憶を取り戻したという事例が報告されています。この少年は、シンナーのにおいから、プラモデル、それを作った部屋、そして一緒に遊んだ友達の顔を、次々と連想して思い出したそうです。

においの本体は、空気中に浮遊する化学物質です。鼻の穴の奥にある嗅細胞が、におい分子をキャッチすると、その情報は嗅細胞の長い神経線維を通して、脳の中の**「嗅球」**という場所に伝えられます。嗅球で整理・統合された情報が、大脳皮質の**「嗅覚野」**に伝えられると、「何のにおいか」が識別される一方で、嗅球は、記憶の中枢である**「海馬」**や、情動の中枢である**「扁桃体」**ともつながっており、においと感情と出来事がむすびついた記憶が作られます。このとき重要なのは、このむすびつきが、意識的な脳である**「大脳皮質」**を経由しないで作られることです。このため、においに関係した記憶は、意識に干渉されることなく正確に残りやすく、思い出すときには、大脳皮質に頼らずに無意識のうちに甦るというわけです。

Q86 アロマセラピーは認知症に有効ですか？

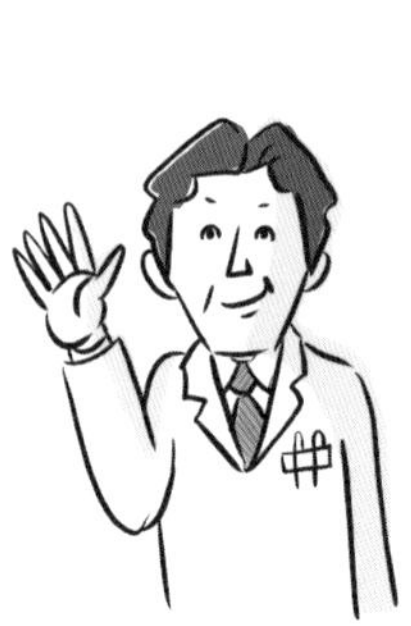

Answer 好きな香りは精神を安定させてくれます。

誰でも好きな香りをかぐと、気持ちよく感じ、心が落ち着くことでしょう。精神の安定は、ストレスを軽減し、健康維持につながります。

しかし、**好きな香りが、認知・記憶力を高めるほどの効果があるかどうかは分かりません。**

２００７年にドイツの研究チームは、74人の参加者に神経衰弱のような記憶ゲームを行ってもらいました。暗記をしている間と、その後睡眠をとる間にバラの香りをかいでいたグループでは、翌朝のテストの正解率が平均97％で、バラの香りをかがなかったグループの平均86％を上回っていたと報告しています。これだけ聞くと、「バラの香りをかぐと記憶力がアップする」

と思われるかもしれませんが、それは誤解です。この実験には続きがあります。

睡眠中の脳活動を測りながら、**レム睡眠中**（体は眠っているが脳の一部が活発に働いている睡眠相）、または**ノンレム睡眠中**（大脳の活動が低下している睡眠相で、記憶中枢の海馬も活動を停止している状態）にバラの香りをかがせた場合を比較したところ、**ノンレム睡眠中にだけ効果**がありました。つまり、バラの香りをかぎながらゲームをすることで暗記力が高まったというよりも、「ノンレム睡眠中にバラの香りをかぐと、いったん覚えたことを忘れにくくする仕組みが働いた」と考えるのが妥当でしょう。バラの香りが刺激となり、ノンレム睡眠中も無意識のうちに海馬が活動し、「同じ香りをかぎながらやったゲーム」のことを振り返ることで、記憶が強化されたと考えられます。また、この実験で見逃してはならないポイントが二つあります。

1つめは、このような記憶の強化を期待するには、暗記をするときと、振り返るときに「同じ」においをかぐことが重要です。バラの香りである必要はありません。

2つめは、この実験でバラの香りをかいだグループに、他のテストを行ったところ、成績の向上は認められませんでした。

香りを手がかりにして、覚えたり思い出したりしやすくする工夫をすることは可能でしょうが、**アロマによって認知症を改善することは難しい**でしょう。高齢者は、感覚が衰えがちなので、香りに反応しにくいことも考慮しなければなりません。

Q87

アロマのどの成分が効きますか？

Answer

香りの効果は、成分そのものだけでは決まりません。

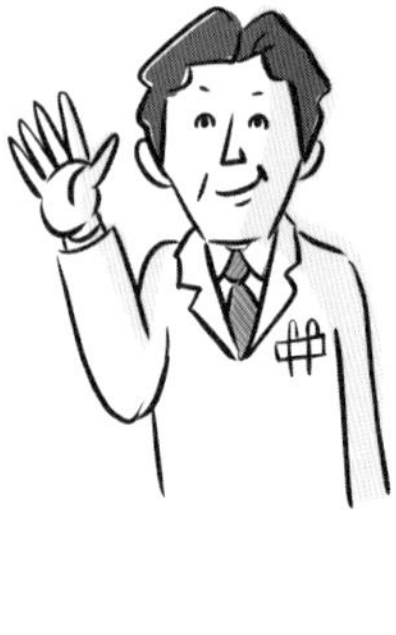

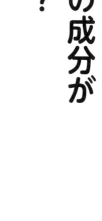

脳に働きかけるアロマの成分を明らかにしようと、動物実験や、培養した神経細胞を使って調べている研究者がいますが、そういう研究はあまり意味がないと私は考えています。

私たちがにおいをかぐとき、においの成分が鼻粘膜から吸収されて血液中に入り、体内に分布することがありますが、それは本当にごく微量です。大部分の成分は、鼻の嗅細胞にある受容体を刺激して電気信号を発生させ、その情報が脳内の神経ネットワークをめぐります。そして、記憶の中枢である**「海馬」**によって、過去の記憶と照らし合わせながら「何のにおいか」を判別したり、情動の中枢である「扁桃体」によって、「好き嫌い」の価値判断が行われます。最終的に「好き」と判断された場合は、心地よい感情をもたらすでしょう。

すなわち、**香りの成分が脳内に入り込んで神経細胞に直接働きかけているわけではない**ので、培養した神経細胞にいろいろな香りの成分を直接添加するという実験はナンセンスです。

同じにおいでも、周囲の環境や体調などによって、好き嫌いが変わることもあります。

ちなみに、先日ある香料の専門家にうかがったところ、「パクチーの葉のにおいはカメムシと同じ」とのことでした。私はパクチーは大好きですが、カメムシのにおいは嫌いです。また、初めてビールを口にしたとき、私は「マズい！」と思いましたが、今はビールが大好物です。

つまり、**においの価値は、成分の作用で決まるものではなく、それぞれの人が状況に応じて、脳内の神経ネットワークでどのように処理するかによって左右される**ものなのです。人間にとって「いい香り」であっても、ネズミにとっては違うかもしれません。この点で、「ネズミにバラの香りをかがせる」という実験も、的外れのように思います。

今後は、成分の分析だけでなく、人間の脳内における香りの情報処理メカニズムを解き明かすことが必要でしょう。

そして、そうした研究によって、アロマセラピーの有用性が科学的に実証されることを期待したいと思います。

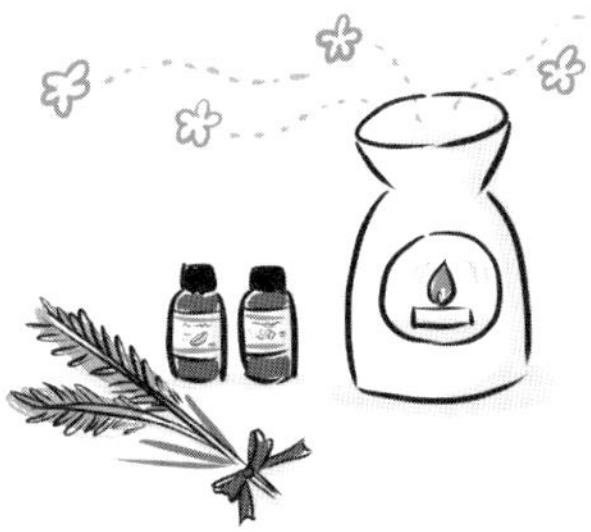

Q 88

糖分は脳の栄養になると聞きましたが、積極的に摂った方がいい？

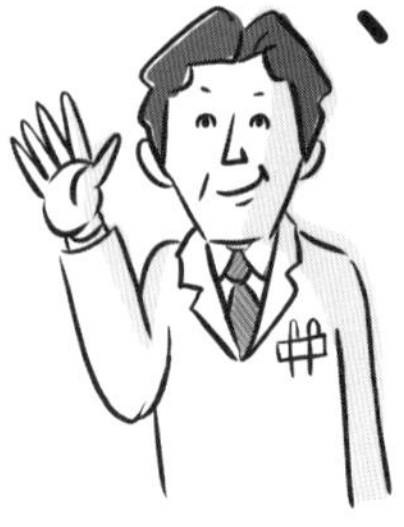

Answer 糖質は制限しすぎても、摂りすぎてもよくありません。

米や芋に豊富に含まれる**デンプン**は、ブドウ糖（グルコース）がたくさん連結した高分子化合物ですが、私たちが口にすると消化管内で分解されて、バラバラの**ブドウ糖**になります。ブドウ糖は小腸から体内に吸収され、筋肉や脂肪細胞に取り込まれてエネルギー源として利用されます。ですから、**デンプンは私たちが活動するために役立つ栄養成分の一つ**です。

脳の細胞が活動するための主なエネルギー源もブドウ糖ですので、しっかりご飯を食べることは大切です。健康ブームの中で、「まったくご飯を食べない」といった極度の糖質制限をされている方もいるようですが、頭がぼーっとして活動に差し支えるような制限はやめた方がよいでしょう。ただ、このことを少々勘違いしてか、「脳をしっかり働かせるために、砂糖や糖質を積極的に摂ろう」という意見もあるようです。そういわれると、「お腹がすいたら、飴やお菓子を食べて脳にエネルギーをあげないと……」と思いがちですが、その必要はありません。**血糖値が下がっても、体内に蓄えたグリコーゲンや脂肪、タンパク質などからブドウ糖を補うことができる**からです。

食後に血液中のブドウ糖の量が増えると、膵臓からインスリンというホルモンが分泌されて、ブドウ糖を消費する助けをしてくれますが、頻繁に間食をしているとインスリンが常に分泌された状態が続き、そのうちインスリンの働きが悪くなります。特にインスリンが分泌されていても細胞がそれに応じなくなった状態を「インスリン抵抗性」といい、高血糖状態が続くので、糖尿病、そして認知症をまねく（Q55参照）恐れがあります。**結局のところ、不足も過剰もダメで、「適度がよい」ということです。**

「糖分を摂ろう」というメッセージは、極度の糖質制限をしている人に対する警告であり、「糖分を控えめに」というメッセージは、過剰摂取の人に対する警告と考えるのが正しい受け取り方です。

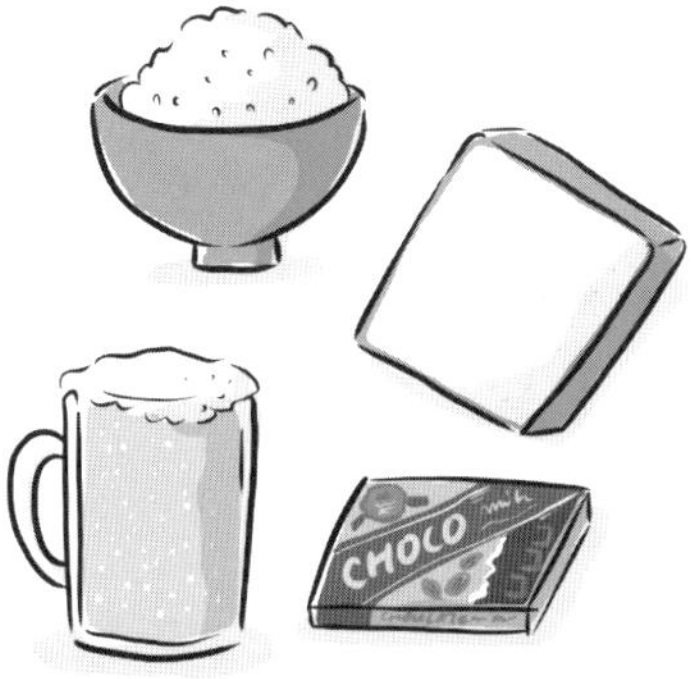

Q89

糖分を摂り過ぎないように人工甘味料を利用するのは？

Answer

「人工甘味料入り飲料をよく飲む人は認知症のリスクが高い」という調査データが報告されています。

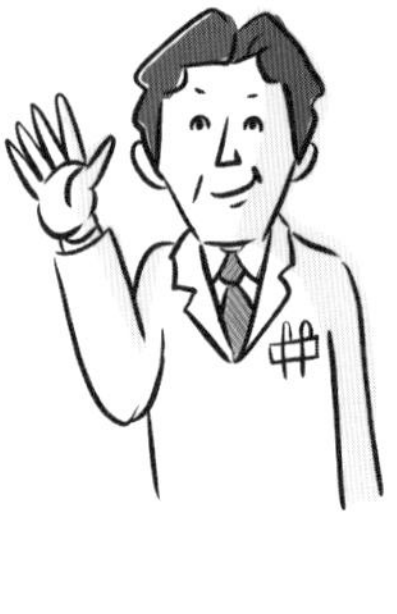

炭酸飲料を飲みたくなったときに、健康に気遣うつもりで「ダイエット○○」「○○ゼロ」といった低カロリーのものを選ぶのは、大きな勘違いかもしれません。

ダイエット系炭酸飲料は、低カロリーといわれながらしっかり甘いですよね？　**一般的な炭酸飲料には、私たちが栄養として利用できるブドウ糖や果糖が入っていますが、ダイエット系には人工甘味料が入っているのです。**「サッカリン」「アセスルファムK」「アスパルテーム」といった化合物は、舌の味細胞の受容体に強く結合して甘味を生じるのですが、エネルギーとしてはほとんど利用されません。ダイエットには好都合のように思えますが、実はこの人工甘味料が問題なのです。

米国の研究グループが2017年4月号の『Stroke』誌に発表した研究論文によると、米国マサチューセッツ州のフラミンガムという町に住む人々を、長期にわたって追跡した「フラミンガム研究」のデータを用いて、人工甘味料に焦点を絞った分析を行ったところ、**「人工甘味料を添加したダイエット系炭酸飲料を毎日のように摂取している人は、それらをまったく飲まない人に比べ、脳卒中と認知症のリスクが2～3倍高かった」**そうです。なお、人工甘味料を含まない加糖飲料の摂取頻度と脳卒中や認知症の間には関係性がなかったそうです。

また、人工甘味料と脳卒中・認知症の関連性は、糖尿病または高血圧の方を除いても認められるので、糖尿病や高血圧以外の要因が関係すると推定されています。

ただし、人工甘味料と認知症の関係を示唆した報告はこれが初めてで、人工甘味料が認知症を引き起こすと証明されたわけではありません。人工甘味料は、「発がん性がある」と指摘されたり、逆に「がんを防ぐ」などと報告されたり、評価が大きく分かれ、何が本当なのか分かりにくくなっています。どんな食べ物でも「過剰摂取」は体のバランスを崩してしまいますので、人工甘味料もほどほどに利用するのがよいでしょう。

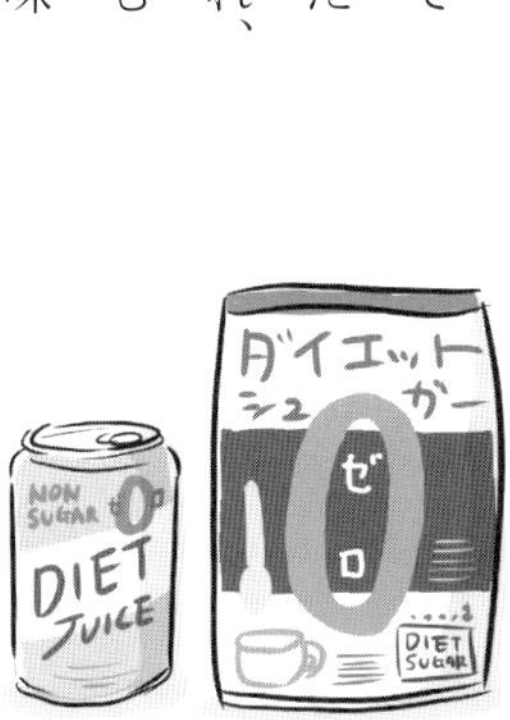

COLUMN

4

イギリスで認知症患者が減っている理由

2013 年の Lancet 誌に、イギリスの 75 歳以上の高齢者に占める認知症の割合が、ここ 20 年間で減少したというデータが発表されました。その 20 年間でイギリス国民の平均寿命はおよそ 3 年延びたにもかかわらずです。その理由を知ることができれば、日本でも認知症患者数を減らすことができるかもしれません。

イギリス政府は 2007 年に、“What's good for your heart is good for your head.”（あなたの心臓にいいことはあなたの脳によい）というスローガンを掲げ、生活習慣の改善によって心血管系の病気を防ぎ、認知症のリスクを減らそうという国家戦略を進めたのです。

特に、「禁煙」と「高血圧の管理」を推進したそうです。

イギリスではタバコ 1 箱が 1300 円程度とかなり高価です。そのためか、喫煙する人の割合は日本と同程度ですが、喫煙の本数は日本の 3 分の 1 程度と少なくなっています。

血圧のコントロールには、減塩が有効と考えられていますので、国民に減塩を呼びかけるとともに、食品メーカーに働きかけて販売される食品の塩分含量を減らしたそうです。

また、イギリスは予防医学を推進しました。日本の医療では、病気になった人に治療を行うことで診療報酬が与えられますが、イギリスでは、血圧や血糖値等を定期的に測定し、病気を発症しないような予防的指導をした場合にも診療報酬が支払われる制度が導入されたそうです。

さらに、オランダ、アメリカ、スウェーデンなどからも認知症患者数が減少傾向にあるという同様の報告がなされています。すべての国に共通するのは、生活習慣の改善に重点をおいたという点です。本当にそれが良かったのかどうかは不明ですが、事実として認知症患者数が減っているのですから、大いに参考にすべきでしょう。

治療薬の開発や介護制度の充実など、認知症になった後の対策だけでなく、イギリスをはじめとする諸外国のように、わが国も重点政策として認知症予防に本気で取り組むべきではないでしょうか。

PART

5

脳雑学

Q90

脳のシワが多いほど知能が高いといえますか？

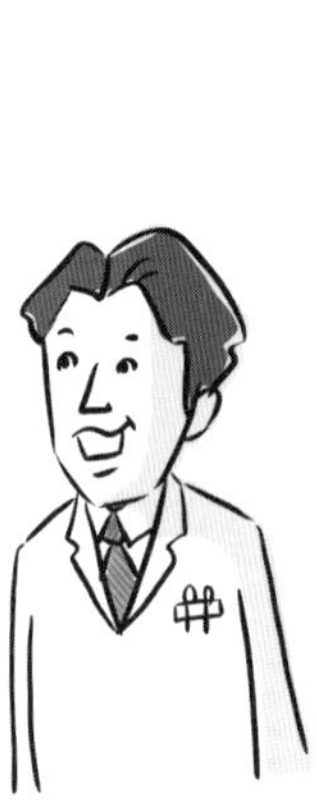

Answer

シワの多さは必ずしも知能とは関係ありません。

「脳のシワと知能に関係がありそうだ」という考えは、主に次の2点に基づいていると思います。一つは、私たち人間で見ると、胎児の脳にはシワがなく表面がつるりとしていますが、脳が発達するにつれて、だんだんシワが増えてくるということです。

もう一つは、いろいろな動物で比べると、魚やカエルなどの原始的な動物の脳よりも、鳥や猿といった進化した動物の方が、脳のシワは多いという傾向があることです。

しかし、いくつかの点で、この通説は間違っているといえます。

第1に、動物で比べた場合に、私たち人間よりも脳のシワがもっと多い動物がいます。例えば、イルカやクジラです。イルカを愛する人は「ああやっぱりイルカって頭がいいのね」と思うかもしれませんが、イルカの脳は、神経細胞の細胞体が集まっている「皮質」が人間の半分程度と薄く、その密度も低いです。また、人間の大脳皮質の神経細胞は、規則正しく配列した層構造をとっていますが、イルカやクジラは不規則です。**表面にシワが多く見えるだけでは、中身が優れているとはいえない**のです。

第2に、私たち人間の脳でシワがあるのは、大脳皮質だけではありません。小脳の表面にもシワがあります。しかも、小脳の方が細かいたくさんのシワがあるように見えます。だからといって、シワの多さだけで、小脳の方が優れているとはいえません。

そもそも、なぜ脳の表面にシワがあるのか考えてみましょう。

赤ちゃんが成長するときは、頭蓋骨の中で脳の細胞がどんどん増えていきますが、脳の表面だけでは細胞が増える余裕がなくなり、増えた分の面積が折りたたまれて、シワが形成されると思われます。水中で暮らすイルカやクジラは、頭が大きいと泳ぐのに不利になるので、小さめの頭蓋骨の中に大脳皮質を折りたたんで収めた結果、シワがたくさんあるだけだと思われます。そして何よりも、知能に関係するのは脳のごく一部分ですから、**脳全体の表面のシワだけ見て知能レベルを推し量ろうとすることはナンセンス**でしょう。

Q91

暗記力がすごい子どもは天才なのですか？

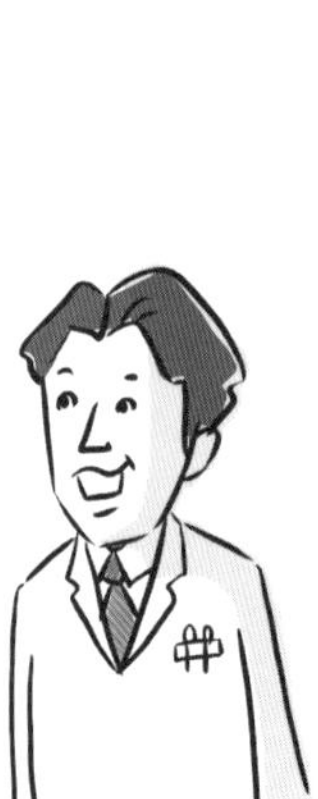

Answer 子どもは大人よりも丸暗記するのが得意なだけです。

世界中の国旗と国名を知っている、全国の鉄道路線と駅名を暗記しているなど、大人顔負けの知識をもった子どもが、テレビ番組などで**「天才キッズ」**とはやしたてて紹介されることがありますが、はっきり申し上げると、この子たちは天才でもなければ、大人より頭がよくもありません。**子どもはみんな丸暗記が得意なのです。**

記憶には、いくつかの種類があります。「いつ、どこで、何をした」という、自分がやった出来事に関する記憶は、一般に「思い出」といわれますが、この記憶が形成されるためには、**「海馬」**という脳部位の働きが必要です。海馬は、私たち人間が生まれた段階ではまだ完成しておらず、だいたい3〜4歳くらいでできあがります。したがって、3歳以前の体験は、ほとんど覚えていないのが普通です。これを**「幼児期健忘」**といいます。

一方、「かけ算の九九」「都道府県名」など、自分には直接関係なくても、覚えておくと役に立つと思われることを**「丸暗記」**しておくのは、**「知識」**です。このタイプの記憶には、海馬の近くにある**「海馬傍回」**という脳部位が関係します。海馬傍回は、海馬よりも、生後の早い段階でできあがるので、まだ言葉が話せない3歳未満の幼い子どもでも機能しています。

言い換えると、海馬がまだできあがっていない幼い子どもが使える記憶の方法は、海馬傍回を使った丸暗記だけなのです。理屈抜きで「とにかく覚えなさい！」といわれても、苦なく覚えられるのが子どもの特性です。「海馬がまだ使えない」という点では、大人に劣っており、理論的に理解しながら学習していくことが苦手なのです。

ほとんどの子どもは興味の対象がたくさんあるため、一つの事柄だけを覚えつくすことはあまりありません。ところが、テレビで紹介されているような子どもたちは、特別な事柄だけに「こだわり」があって、集中的に学習を繰り返した結果として、全暗記が達成できたにすぎません。

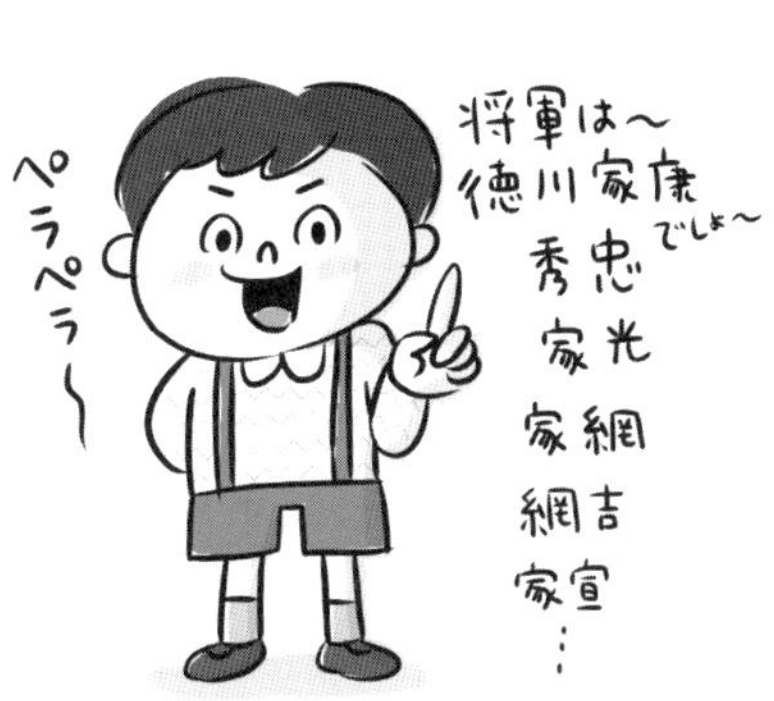
将軍は〜
徳川家康
でしょ〜
秀忠
家光
家綱
綱吉
家宣
…
ペラペラ〜

Q92

嫌な思い出を消す方法はありますか？

Answer

脳科学の研究が進めば、可能になると思います。

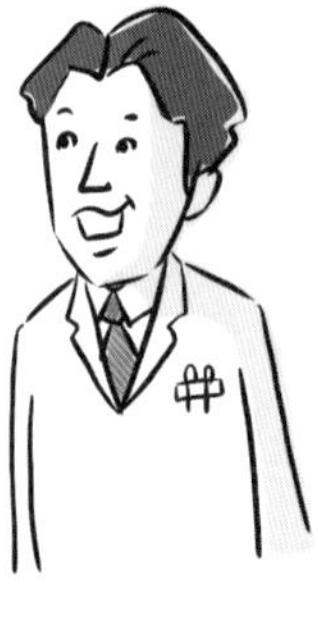

私たちは誰しも**「嫌な思い出」**があり、それを気にすればするほど、記憶に強く残ってしまいます。記憶力がいいことは、必ずしも幸せではないかもしれません。

記憶や脳に限らず、体の働きを研究すると、ある機能を**「促進」**するしくみと**「抑制」**するしくみが必ず備わっています。車のアクセルとブレーキのような関係です。体の機能を一定に保つには、正と負のしくみが必要なのです。ですから、記憶に関しても、記憶を消すようなしくみがあると考えられ、最先端の研究テーマの一つとなっています。

海馬のある領域には神経前駆細胞が存在し、大人になっても新しい神経細胞が新生し続けていますが、２００９年に富山大学などの研究チームは、マウスを使って、海馬におけるニューロン新生と恐怖記憶の関係を解析したところ、**人為的に神経新生を抑制すると恐怖の記憶が長く残り、逆に適度な運動をさせて神経新生を促すと、海馬から情報が消失しやすくなった**そうです。

つまり、海馬で新しく生まれる神経細胞は、海馬における記憶情報を積極的に消す働きをしているのかもしれません。

また、理化学研究所の研究チームは、マウスを使って「『嫌な記憶』を『楽しい記憶』に変えるという実験に成功した」と２０１４年に報告しました。オスのマウスを小部屋に入れ、足に電気ショックを与えると、「この小部屋は怖い所だ」という嫌な記憶が海馬に作られます。これを記録している細胞を特別な方法で働かせると、そのマウスは嫌な体験を思い出し、体をすくませます。しかし、同じ細胞を働かせながら、メスのマウスと1時間ほど一緒に遊ばせてやると、すくまなくなりました。つまり、同じ出来事に対して、楽しい感情を伴う体験を重ね合わせると、嫌なことが嫌でなくなるということを実証したのです。

ただし、どちらも**海馬に関する研究**です。海馬は入力された情報を一時的に蓄えておき、それらを取捨選択した後に、脳の別の場所にある記憶の貯蔵庫（おそらく側頭葉）へと送り出すと考えられています。つまり、海馬ではなく、側頭葉へと送られて一生忘れない記憶となった情報を、人為的に変えることができるかどうかは不明なままです。

Q93

「私たちは脳の数%しか使っていない」というのは本当？

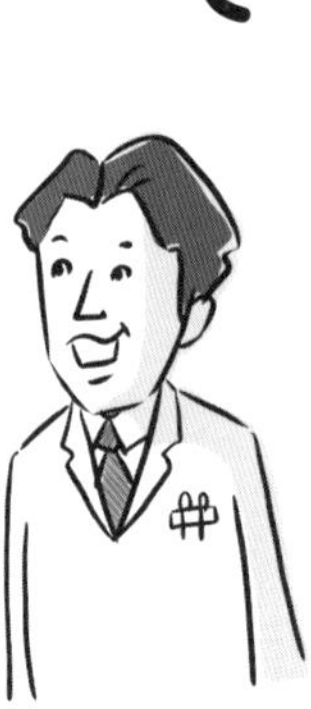

Answer

そんなことはありません。デタラメです。

「私たち人間は脳の3%しか使っていない」「97%の能力を目覚めさせよう」脳に関連した実践書に、こんな記述を見かけることがあります。幼児教育ビジネス業者もこのフレーズをよく使います。**しかし完全なデタラメなので信じてはいけません。**

第1に、その裏付けとして、「言葉を話しているときの脳」「計算をしているときの脳」などの、「脳の活動を測定した画像」が例示されることがあります。確かにそれぞれを見ると、脳の一部分しか働いていないように見えます。でもよく考えると、当たり前です。**脳の各領域には違う役割分担があり、与えられた課題に応じて、関連する一部の脳が働くだけ**です。また、一つの画像データは、ある時点での様子を切り取っているにすぎません。同じ課題をする際にも、異なる神経細胞が働いたり休んだりを繰り返しているので、違う時点では違う画像が得られる可能性があります。ですから、いろいろな課題を行ったときに、**いろいろな時点で測定したデータを全部集計すれば3%なわけがありません。**

第2に、脳活動を測定したという画像データの多くは、**神経細胞が興奮している脳領域の血流の変化**を捉えたものです。ですから、神経細胞が活動していても、脳血流の変化が起きていなければ検出されません。

第3に、**神経の活動は「興奮」だけではありません。**他の神経の活動を「抑制」するのも重要な神経の活動です。例えば、「10の興奮があるところに、10の抑制が加わった場合」を考えます。実際には10の興奮と10の抑制の合計で、20の神経活動があったとみなすべきところなのですが、血流変化を指標とした脳画像データでは、10の活動が0まで減ったとしか捉えることができません。このように、**脳血流を指標とした画像データでは神経活動の一側面しか捉えられない**という限界があるのです。

もし本当に私たちが脳を3%しか使っていなくて、それでもちゃんと普通に生きていられるのだとすれば、機能していない97%を脳梗塞で失っても困らないということになり、「認知症になる心配だって要らない」ということになります。

Q94

「右脳教育」とはどんな意味がありますか？

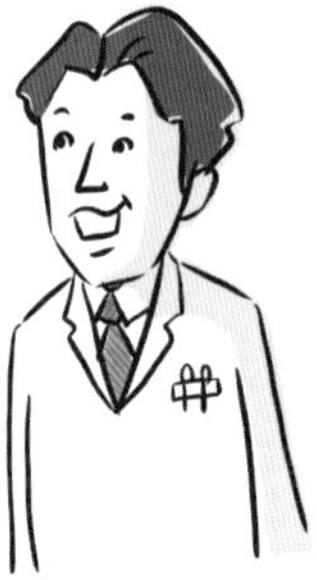

Answer

左脳と右脳の違いを歪曲したデタラメです。

子を思う親の不安を煽り立て、**幼児教育ビジネス**を展開する業者や個人がいます。彼らの目的は金儲けです。そんなある業者のホームページにはこんなことが書かれています。

「右脳は感性脳・イメージ脳、左脳は言語能（※おそらく「能」は誤字だろうがそのまま転載）・論理脳といわれています。右脳の天才的な働き……」

「右脳が開いている時期に、脳科学に基づいた適切なトレーニングを行い活性化します」

どうやら、「天才的な右脳の能力を最大限に引き出す」ことを、彼らは**「右脳教育」**と呼んでいるようです。しかし残念ながら、これらはすべてデタラメです。

「右脳」対「左脳」という考えは、およそ150年前にドイツの精神科医ピエール・ポール・ブローカが発見した症例に端を発していると思われます。ブローカ博士が担当した患者は、脳卒中後に失語症になりました。その患者は、人のいうことを理解することができ、発声することもできたのですが、言葉を使って自分のいいたいことを伝えることだけができなくなったのでした。亡くなった後に調べてみると、左前頭葉の一部に大きな空洞ができていたことから、「表現性言語中枢は左脳に局在する」と報告されたのでした。

これをきっかけに、いろいろな機能を司る脳領域が調べられるうち、いくつかの機能については、**左脳と右脳のどちらかに偏っている**ことが分かってきました。

ただし、「右脳教育」をうたう業者が説明しているような、明確な脳の左右差はありません。

よく考えてみると、体の他の臓器でも左右に一対あるものが多いですが、基本的な働きはさほど変わりません。また左右差には個人差があり、例えば言語中枢が右脳にある人（10％未満）もいます。脳に左右差があるとしても、「左目より右目の方が少し大きい」「左耳の方がよく聞こえる」「右手の方が握力が強い」くらいの違いです。

参考までに、私自身は、子どものころ田舎の田んぼや川で遊んでいた普通の少年でした。幼児期に特別な訓練を受けたこともありません。それでも人並みに幸せに生活できています。

自分の子どもにあやしい教育プログラムをやらせようとは思いません。

Q95

左利きの人には天才が多いというのは本当ですか？

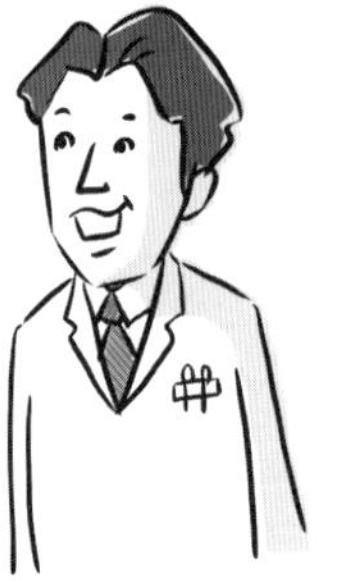

Answer

関係ないと思います。

「ノーベル賞受賞者には左利きが多い」という通説があります。有名なところでは、湯川秀樹、キュリー夫人、アインシュタイン、ヘミングウェイは左利きです。「やっぱり左利きは天才だ」と思われたかもしれませんが、ちょっと待ってください。いくつかおかしな点があります。

まず、左利きがどれくらいいるのか、正確なデータはありません。確実なのは「ノーベル賞受賞者の中に左利きの人がいる」ということだけです。また、右利きでもノーベル賞を取っている人がいるので、「右利きも天才だ」といえるかもしれません。そして、何よりも、**ノーベル賞をとる確率は「落雷で死ぬ確率」に同じくらい**といわれ、ほとんどの人はとれません。

つまり、左利きでノーベル賞を取った人の割合と、右利きでノーベル賞を取った人の割合は、どちらも天文学的に低い数値です。つまり、「右利きでも左利きでも、ノーベル賞はめったに取れない」というだけのことです。

ではなぜ、「左利き＝天才」というイメージがあるのでしょうか？

おそらく、**右利きの人が多い中で、左利きの人が目立つ**というのが主な理由だと思います。

私たち人間は、社会性の動物なので、集団の中で自分と他人の違いを気にします。そのため、集団をいくつかに分類して、同質と異質の存在を区別したがります。右利きと左利きを区別して何か意味を見いだそうとするのもそのためでしょう。「星占い」や「血液型性格診断」と同じようなものだと思います。

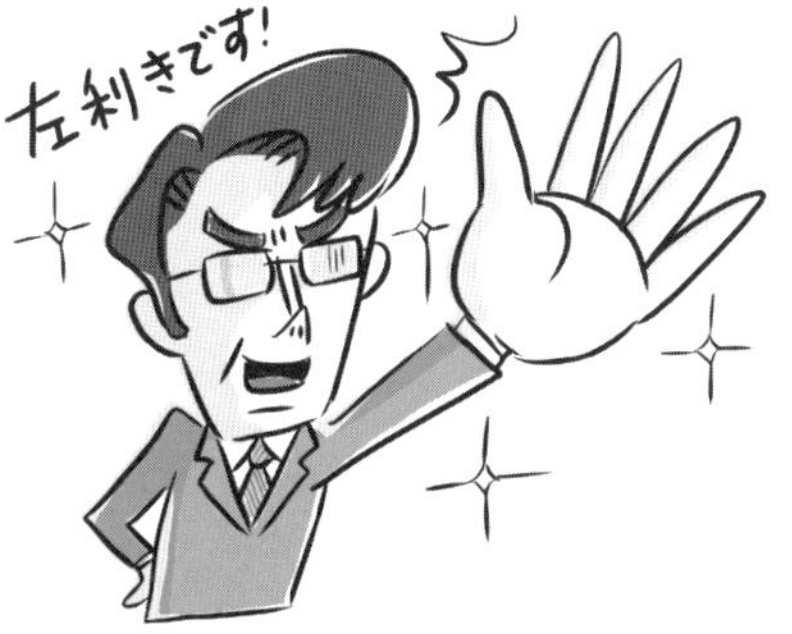

「左手を動かすのは右脳の役割で、左利きの人は右脳が発達しているので、芸術や直感に優れている」という説明があります。しかし、右脳の中で運動を司る部分と芸術的才能を生み出す部分は別で、つながっているかどうかも分かりません。また、左利きの人の中でも脳の構造や働きに個人差があるわけですから、「左利きの脳は……」と決めつけること自体ナンセンスだと思います。

Q 96

利き手はどうやって決まるのでしょうか？

Answer

よく分かっていませんが、ほとんどの場合は経験によって決まるようです。

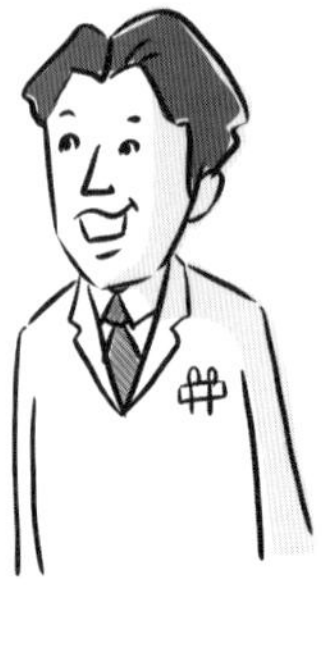

利き手と脳の関連が議論されることがありますが、まだ真偽は不明です。

左手で字を書いている方に話を聞くと、箸やボールは右手で使うという人もいます。プロ野球で左投げのピッチャーでも、普段の生活はすべて右手中心だという人もいます。

そもそも「利き手」という考え方自体に問題があると私は考えています。

あなたはリンゴをむくときにどちらの手を使いますか？　右利きの人は「右手」と答えたかもしれませんが、それは勘違いです。右利きの人は右手に包丁を持ちますが、実際にリンゴをむくときには包丁を固定して動かしません。上手にむくためには、リンゴを持っている左手を巧みに回転させながら包丁に押しあてる技術が重要です。ですから、右利きの人は「左手」でリンゴをむいているともいえます。

キャッチボールをするときに、右手でボールを投げる人は、左手にグローブをはめてボールをとるのに慣れているので、「キャッチする利き手は左手」ということになります。

また、利き手があったとしても、それは変わるものです。

私自身は、物心ついたときには、箸も鉛筆もハサミもボールも右手で扱うほうがやりやすかったので右利きです。しかし、高校受験を控えた中学3年生の冬に、右側の鎖骨を骨折してしまい、生まれて初めて左手で箸を使ってみました。最初はうまく扱えませんでしたが、そのうち不器用ながらも使えるようになりました。字も下手ですが、書けるようになりました。自分の体験からも、利き手は変えられると思います。

ほとんどの幼児は、最初は「両利き」だといわれています。どちらか一方の手でやらなければならないときに、実際にやってみて「やりやすい」と感じた方を自然と選ぶようになるようです。

特にハサミは、売られているものが右手で使うことを前提に作られているので、自ずと右手を使うようになります。字は左から右に書くというルールがあるため、右手の方が楽なのですが、左手で書けないこともありません。多くの親は「右手を使わないと将来困るだろう」と考えて、修正するように促すために、右手を使って字を書く子どもが多くなるのだろうと思われます。

Q97

海馬に左右差はありますか？

Answer

記憶を司る点では同じですが、ミクロの構造や関係する記憶の種類などの点で違いがあるようです。

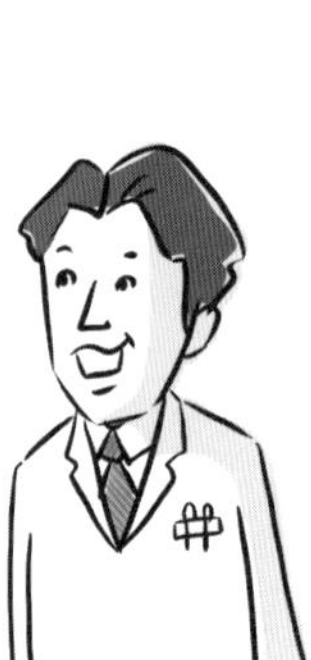

海馬は、左脳と右脳に一対ありますが、左右の海馬の大きさや形、そして基本的な作りに差があるようには見えません。また、記憶を司るという基本的な役割は同じです。ですから、「右脳教育」でうたわれているような左右差があるわけではありません。

しかし、左脳と右脳の違いが議論される中で、海馬についても左右でわずかな差があるのではないかと考えられるようになり、脳科学者の興味ある研究テーマになっています。海馬の左右差に関する研究例をいくつか紹介しましょう。

1つ目は、**海馬を切除したときの影響に左右差がある**という知見です。「てんかん」という病気で、海馬に異常がある場合には、治療のために手術で海馬を切除することがあります。その結果、何らかの記憶障害が起こるのですが、**右よりも左の海馬を切除した時の方が術後の障害が重い**ということが、およそ30年前に報告されました。90％の人は左脳に言語中枢があり、**左の海馬は主に言語に関連した記憶を担当している**ため、言語をコミュニケーション手段としている私たち人間にとっては左の海馬を失った方が影響が大きいと考えられます。

2つ目は、**海馬の微細構造に関する知見**です。2008年に生理学研究所と理化学研究所の研究チームは、電子顕微鏡を使って、左右の海馬の構造を詳しく調べました。その結果、神経と神経のつなぎ目であるシナプスの形や大きさが右と左で異なること、またシナプスの機能を決める受容体の量や種類にも違いがあることが分かりました。

3つ目は、海馬の発達に対する環境の影響に左右差があるという知見です。2013年に理化学研究所の研究チームは、生後3週～6週目のラットを1匹だけでケージで飼育する**「隔離飼育群」**と、遊具を入れたケージで集団飼育する**「豊かな環境飼育群」**とに分け、左右の海馬領域の脳波活動とシナプス密度を比較しました。その結果、左よりも右の海馬における脳波とシナプス密度が豊かな環境によって増えることが分かりました。右の海馬の方が環境の影響を受けやすいのかもしれません。

今後さらに研究が進むことが期待されます。

Q98

男性の脳と女性の脳にはどんな違いがありますか？

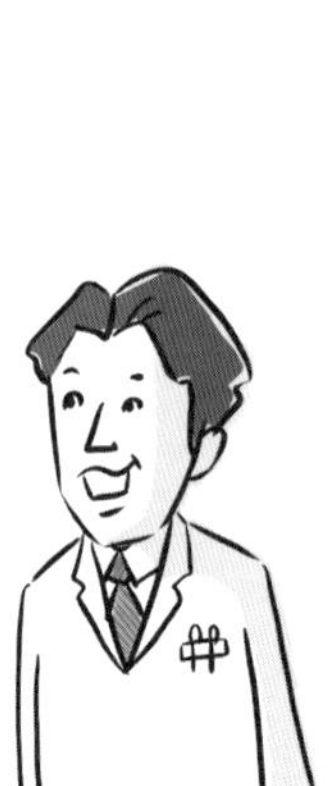

Answer

世の中でいわれているほど差はありません。

私たちは、人を分類したがります。典型的なものは、「星占い」とか「血液型性格分析」です。これらは科学的な根拠が一切ありません。「よく当たる」と思われるのは、当たっていることだけ聞き入れ、当たっていないことは聞き流すからです。

男女の違いについても、諸説ありますが、近年の脳科学ブームにのって、男女の脳の違いを科学的根拠があるかのように説明されることが増えてきました。もっとも有名なのは、**「脳梁」**の大きさが男女で違うという説です。「脳梁」は、左右の大脳半球をつなぐ交連線維の太い束であり、１９８２年に『Science』誌に発表された論文（※１）で**「女性の方が男性より脳梁が太い」**

と報告されたため、一気に注目を集めました。そこから、**「左右の脳の連絡がよくできている女性は、おしゃべりで感情的」「左右の脳の連携がよくない男性は一つのことしかできない」などという俗説が拡散しました。**男女で脳梁の太さに差があるということは、一部の専門書や教科書にも記述がありますが、元になった論文は、男性9人、女性5人を比べただけの予備的な研究結果でした。その後多くの研究者がもっとたくさんの人のデータを使って調べても、明確な男女差は見つけられませんでしたから、それほどの差はないと考えた方がよさそうです。ただし、最近の研究（※2）では、**「若い男女で比べると明確な差がある」**という報告も出てきているので、まだまだ議論の余地がありそうです。脳の性差については、今も多くの研究が続けられていますが、**はっきりとしたことは何一つ分かっていない**というのが本当のところです。

科学的な分析をするときには、両方の平均値とデータの広がりを統計的に解析して差があるかどうかを判定しますが、**私たちの実生活にとって「平均」はあまり意味がありません。**

例えば、「女性は地図が読めない」という通説がありますが、地図が読めない男性よりも、ずっと地図が読める女性もいますし、女性よりおしゃべりで感情的な男性もいます。それらは個性であって、男女で区別しようとすること自体、ナンセンスなのではないでしょうか。男女がどうのこうのよりも、目の前にいる人の個性をお互いが尊重しあうことが大切だと思います。

※1　C Delacoste-Utamsing & RL Holloway:Sexual dimorphism in the human corpus callosum、Science Vol. 216, Issue 4553, pp. 1431-1432(1982)
※2　Babak A. Ardekani, Khadija Figarsky & John J. Sidtis : Sexual Dimorphism in the Human Corpus Callosum: An MRI Study Using the OASIS Brain Database. Cereb Cortex. 23(10): 2514-2520 (２０１３)

Q99

第六感とは何でしょうか？

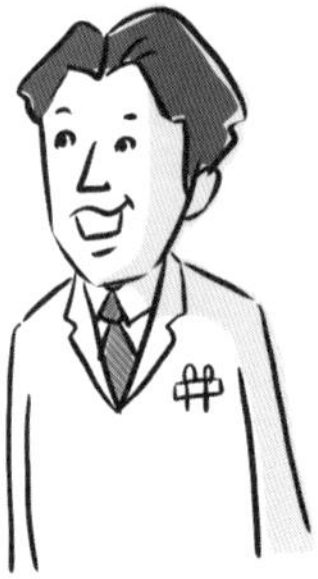

Answer

「理屈では説明しがたいもの」をそう呼んでいるだけです。

私たち人間は、**理解できないことがあると不安**になります。そして、不安を解消するために、説明できないことにも名前をつけて、**何かが存在していると考えようとします。**典型的なのは、ＵＦＯです。空によく分からない物体が飛んでいたときに、「あっＵＦＯだ！」と思わずいってしまう人は多いでしょう。分からないままだと気持ちが悪いのですが、「ＵＦＯだ」といってしまえば、なんだか解決した雰囲気になります。ちなみにＵＦＯは、未確認飛行物体（＝Unidentified Flying Object）の省略形ですから、「あっ、確認できない物体が飛んでいる」という意味になるのですが、そういってしまうと気持ち悪いままです。ＵＦＯという特別な言葉を使うと、なぜか「ああＵＦＯか」と納得した気になるから不思議です。

他の例をあげると、**「マイナスイオン」**という言葉があります。「何か癒やしてくれるもの」というイメージが定着しているため、森林を散歩しているときに、ついつい「マイナスイオンに癒やされるわ！」といってしまう人も多いでしょうが、**森林の空間を測定してもマイナスイオンなどというものは検出されません。**

「第六感」という言葉もそのようなものでしょう。

基本的な動物の感覚は、「視覚」「聴覚」「触覚」「味覚」「嗅覚」の5つとされ、それらでは説明できない人間の心の動きに対して、英語で「sixth sense」という言葉が作られ、それを和訳したのが「第六感」です。多くの場合は、知的活動や芸術などにおいて、ひらめきや直感のようなものを指すときに使われますが、そうした脳の働きを科学的に解析してみると、経験値の高い人の方が、より物事を敏感に察知でき、さまざまな情報を捉えられることが分かります。つまり、「ひらめき」とか「直感」といわれる能力は、何もないところから生まれるのではなく、豊富な経験や洞察力の高さに裏付けられているのです。

偶然や生まれつきの超能力ではないということです。

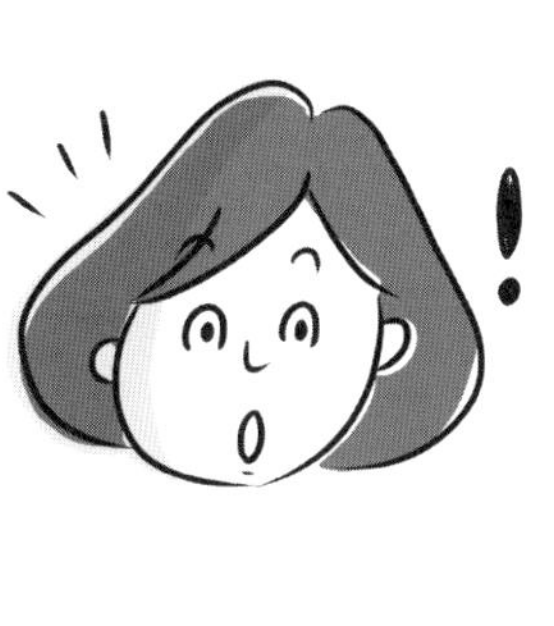

おわりに

認知症の最大の危険因子は「加齢」とされ、平均寿命がどんどん延びて高齢化が進行するわが国の現状では、認知症患者数を減らすのはほぼ不可能だと思われています。ところが、コラム4で紹介したように、世界に目を向けると、イギリスを筆頭とした諸外国では、認知症患者数が減っていると報告されているのです。

わが国では、認知症が生活習慣に関連するという考えがあまり浸透していません。特にアルツハイマー病は原因不明の神経変性疾患で、生活習慣を改善してもどうにもならないという考えが根強かったと思います。しかし、近年の研究から、血管障害がアルツハイマー病の誘因となりうることが明らかになってきましたので、考えを改める必要がありそうです。もちろん、生活習慣だけでは防ぎきれず発症してしまうケースもあるでしょうが、全体の患者数が減少すれば、必要とされる患者に手厚いケアができるようになるに違いありません。

本書は、私の認知症講座の受講生が寄せてくださった疑問のうち、前著でカバーしきれなかったものを中心にまとめましたが、わずか数年のうちにも、認知症を取り巻く環境は変わりました。私は、研究室での治療薬研究を続けていくことはもちろんですが、今後も書籍を通した啓蒙活動によって認知症対策に少しでも寄与できればと思っています。

最後になりましたが、ご協力いただいた武蔵野大学サテライト教室、彩の国いきがい大学、所沢市市民大学の関係者の皆様、そして武蔵野大学出版会の斎藤晃氏に厚く御礼申し上げます。

阿部和穂

著者紹介　**阿部和穂** (Abe Kazuho)

1963年愛媛県今治市生まれ。東京大学薬学部卒業後、東京大学大学院薬学系研究科修士課程修了。東京大学薬学部助手、米国カリフォルニア州ソーク研究所博士研究員、星薬科大学講師を経て、武蔵野大学薬学部教授。薬学博士。専門は脳と薬。著書に『マンガで読む脳と酒』『認知症とたたかう脳』『危険ドラッグ大全』『大麻大全』『認知症 いま本当に知りたいこと101』など。

装丁・本文デザイン◎三枝未央
本文イラスト◎野田節美・阿部和穂
編集◎斎藤 晃（武蔵野大学出版会）

認知症 もっと知りたいこと99

発行日 2019年3月25日　初版第1刷

著　者　阿部和穂
発　行　武蔵野大学出版会
〒202-8585 東京都西東京市新町 1-1-20
武蔵野大学構内
Tel. 042-468-3003　Fax. 042-468-3004

印刷 株式会社ルナテック

ISBN 978-4-903281-41-4

武蔵野大学出版会ホームページ
http://mubs.jp/syuppan/

「認知症 いま本当に知りたいこと 101」

武蔵野大学 薬学部教授
阿部和穂［著］

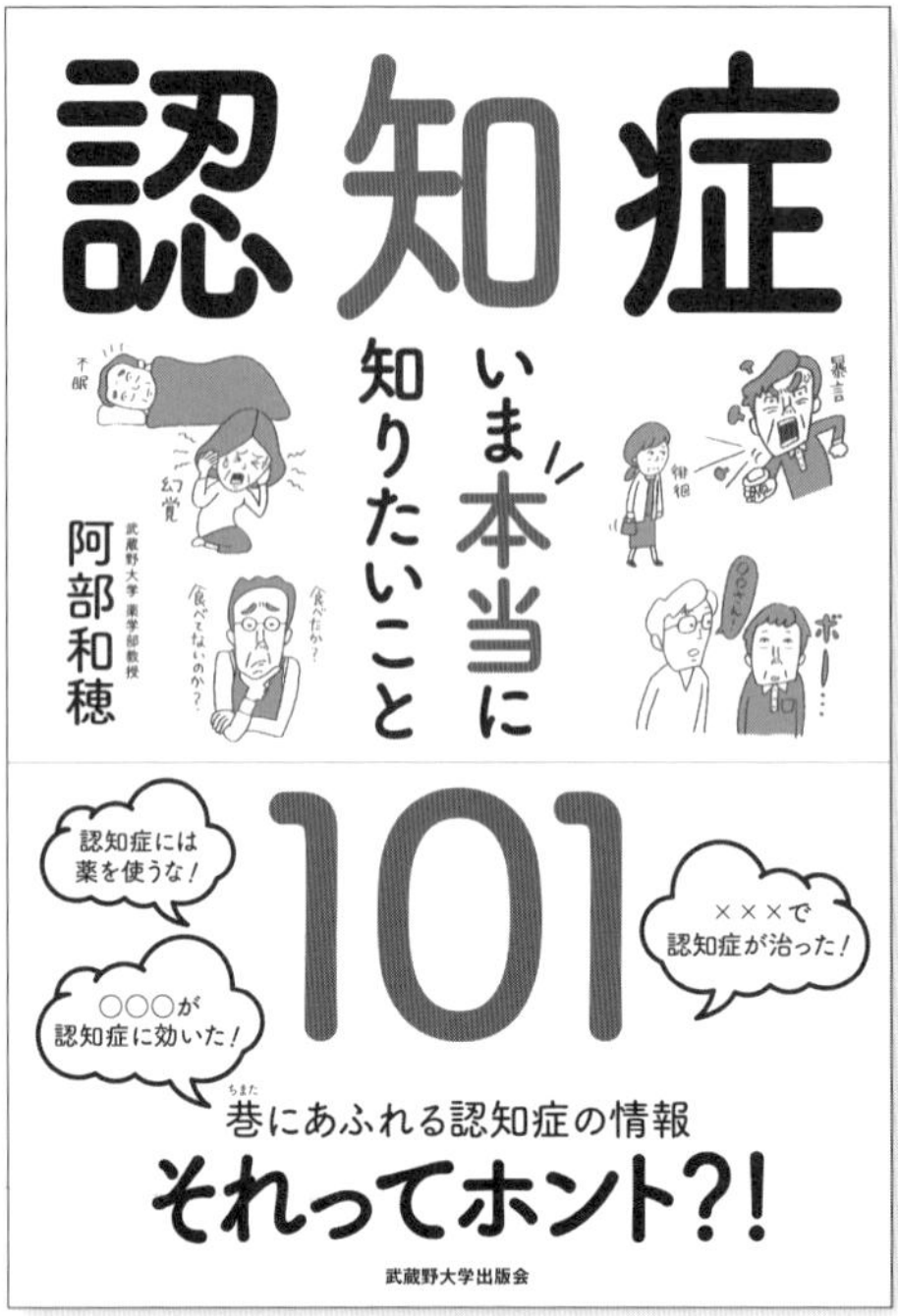

本体価格1,500円＋税　A5判・並製・232頁

同じ話を繰り返すのは認知症?

人の名前が思い出せなくなりましたが…?

○○で認知症が治ったってホント?

社会人講座で「認知症」の講演を行っている
武蔵野大学・薬学部の教授が、
「認知症の本当に知りたい疑問」に答えました。

武蔵野大学出版会